AF403855

Le commerce n'a pour base ici que des détails étroits et mercantiles, ou un sordide agiotage. Les plus riches capitalistes de la ville et de la campagne, Européens et Créoles, ne rougissent point de placer leur argent à un et demi, deux pour cent par mois, et quelquefois au-delà même, avec de bonnes sûretés, et les formules d'usage qui parent et sanctionnent le tout ; et ils n'en sont que plus considérés, parce qu'ils en deviennent plus riches. Or, tout pays où l'usure, loin d'être en exécration, est favorablement accueillie, ne peut être habité que par un peuple sans principes et sans mœurs. La conséquence est infaillible.

La délation est encore, ici, vue du même œil que l'usure, en ce que le bénéfice y est joint. Un créole du pays n'a-t-il pas eu le front de dire hautement que, pour deux mille piastres, il dénoncerait son père ? Et cet homme est père de famille lui-même. *Ab uno, disce omnia.*

Le goût du mensonge et de l'exagération semble être un vice affecté au terroir, tant il y est répandu. On y ment à tout sujet, quelquefois même à propos de botte, et pour le seul plaisir de mentir. Sur un pied de mouche, un objet de bibus, un rien, on va vous forger, à l'instant, les nouvelles les plus saugrenues, qu'on accompagnera de tant de circonstances positives, et qu'on débitera d'un ton si ferme et avec des protestations

DE LA VOIX

ET DE LA PAROLE,

Par M. F. RAMPONT, Médecin,

Ancien Élève interne de l'Hôpital d'instruction de Metz,
de l'École de Médecine de Strasbourg, et de celle de
Paris, Membre de la Société de Médecine clinique de
Paris.

La science n'est que le souvenir, ou des faits,
ou des idées d'autrui.

HELVÉTIUS.

A PARIS,

DE L'IMPRIMERIE DE FEUGUERAY,

rue Pierre-Sarrazin, n° 7.

AN XI — 1803.

A MES BIENFAITEURS,

MES BONS ONCLES,

J. F. RAMPONT,

Qui commença mon éducation;

S. RAMPONT,

Chirurgien à Chablis, Membre de l'Athénée du
département de l'Yonne,

Qui fut toujours pour moi un autre Père, et me prépara
à l'étude de l'art de guérir;

ET

A M^r. P. C. GORCY,

Ex-Médecin en chef des Armées, Professeur à
l'Hôpital d'instruction de Metz, de la Société
de Médecine de Paris, de celles d'Agriculture
des départemens de la Seine et de la Meurthe,

Qui m'accueillit avec une touchante bienveillance, et
guida mes premiers pas dans la carrière médicale;

COMME un foible témoignage de mon respectueux atta-
chement et de ma vive reconnoissance.

M. F. RAMPONT.

DE LA VOIX

ET DE LA PAROLE.

Placé le premier dans la série des êtres animés par sa perfectibilité, par la faculté de penser dont il jouit, l'homme, fait pour la société, avait besoin de moyens de communication plus faciles et plus exacts que les autres animaux. Plus intelligent qu'eux il avait plus à exprimer ; il lui fallait donc des signes plus étendus. Les gestes ou le langage d'action a sans doute été celui des premiers hommes. L'instinct leur fit, lorsque la voix ne consistait encore que dans quelques sons bruts et insignifians, exprimer leurs passions ou besoins par des mouvemens des bras, de la tête, et de toutes les parties du corps, aussi-bien que par des cris qui en étaient les signes sensibles. « L'usage de ces signes étendit peu à peu l'exercice des opérations de l'ame, et à leur tour celles-ci plus exercées perfectionnèrent les signes, et en rendirent l'usage plus familier » (1). Peu à peu les cris naturels leur

---

(1) Condillac, *Essai sur l'origine des connaissances humaines.*

S'il étoit besoin d'autres autorités, je m'étayerais de celle du professeur Cabanis. Voici ce qu'il dit, tome 1, page 74, *Rapports du physique et du moral de l'homme* : « Les signes
» pantomimiques sont les premiers de tous, les seuls com-

servirent de modèles pour se créer un nouveau langage : la voix se modifiant de mille manières, la parole en naquit. Elle devint bientôt pour l'homme l'expression fidèle de ses affections : par elle il put les transmettre telles qu'il les éprouvait, et faire passer dans l'ame de ses semblables cette succession de sentimens qui viennent à chaque instant de sa vie égayer son esprit ou affliger son cœur.

On a beaucoup écrit sur la voix et la parole. Les physiologistes, les naturalistes, et les philosophes se sont tour à tour emparés de ce sujet, et l'ont considéré chacun à sa manière : peut-être me trouvera-t-on téméraire de vouloir le traiter encore. Je ne viens pas au reste, en novateur enthousiaste, proposer une théorie nouvelle : je vais, si je puis, rapprocher des faits épars, les coordonner, y joindre quelques idées sur des rapports qui semblent n'avoir été qu'apperçus, et faire complètement connaître cette belle et importante fonction, examinée dans l'homme sain et dans l'homme malade. De suite je passe aux considérations physiologiques sur la voix.

» muns à toute la race humaine : c'est la véritable langue
» universelle, et antérieurement à la connaissance de toute
» langue parlée, ils font courir l'enfant vers l'enfant, ils le
» font sourir à ceux qui lui sourient. A mesure que nos
» moyens de communication augmentent, cette faculté se
» développe de plus en plus ; d'autres langues se forment,
» et bientôt nous n'existons guères moins dans les autres que
» dans nous-mêmes ».

PREMIÈRE PARTIE.

ANATOMIE.

§ Ier. *De la Voix.*

L'AIR échappé des poumons lors de l'expiration éprouvant à son passage à travers la glotte des vibrations qui le rendent sonore , produit un ou plusieurs sons appréciables qui constituent la voix.

Elle appartient à l'homme et aux animaux à poumons, et manque chez ceux qui , dépourvus de ces organes, ne respirent qu'au moyen de branchies, ou à l'aide de trachées.

La voix avait été , jusqu'à nos jours , rangée par les physiologistes à la suite de la respiration (1). A la vérité la continuité des organes de ces deux fonctions semblait autoriser cette classification. Bichat parut , et en sentit toute l'inexactitude. Il observa que bien que chez les animaux la voix paraisse surtout se rapporter aux besoins de la reproduction , celle de l'homme est principalement destinée à servir son intelligence. Il la montra dans l'état de santé sous la dépendance immédiate du cerveau ; il fit remarquer que le même mode de paralysie , de convulsions , etc. affectait les muscles qui exercent cette

---

(1) C'est ainsi que l'ont classée Haller , Heister , Bordenave , Jadelot et Blumenbach. Je me rappelle cependant avec plaisir que déjà dans son cours de l'an 3 , le professeur Lauth de Strasbourg la rangeait parmi les fonctions animales.

fonction et les autres muscles locomoteurs, et dès-lors il dut la classer parmi les fonctions de la vie animale.

§ II. *Du larynx dans les diverses époques de la vie.*

L'organe de la voix est le larynx. C'est une cavité composée de pièces élastiques et mobiles les unes sur les autres. Il est régulier, situé à la partie moyenne antérieure et supérieure du cou, au-dessous de l'os hyoïde auquel il est suspendu, et au-dessus de la trachée-artère qu'il termine supérieurement. Il est superficiel, recouvert en devant par la peau et quelques muscles plats, appuyé en arrière sur la colonne vertébrale, dont il n'est séparé que par le pharynx.

Le double usage auquel le larynx est destiné nous rend raison de sa structure. Devant livrer un continuel passage à l'air dans la respiration, il fallait que les cartilages qui le forment s'opposassent par leur élasticité à ce que sa cavité fût jamais fermée ; mais il fallait aussi qu'ils fussent mus par des muscles à contraction volontaire pour produire la voix au gré de l'individu.

La grandeur du larynx chez les différens sujets n'est pas plus en rapport avec leur taille que la force ou la faiblesse de leur voix. Elle varie surtout dans les deux sexes. L'illustre Haller avait probablement sous les yeux les extrèmes de l'un et de l'autre, lorsqu'il a estimé que celui de l'homme avait un volume triple. La disproportion n'est pas communément aussi grande ; toujours, il est vrai, on le trouve plus grand et plus saillant sous les tégumens. De-là, sans doute, cette opinion vulgaire, que les hommes portent encore la pomme que la trop séduisante Ève fit accepter à notre premier père.

La forme générale du larynx ne varie pas autant, à beaucoup près, que sa grandeur. Il y a bien quelques parties qui diffèrent dans l'homme et dans la femme ; mais sans m'y arrêter je renvoye à l'anatomie qui les indique. Considéré chez le fœtus et l'enfant, le larynx ne présente aucune distinction dans les deux sexes : et jusqu'à la puberté le volume et la forme en sont les mêmes. Chez tous deux il est très-peu développé et n'offre pas de saillie antérieure. On observe à cette époque que son accroissement fait de rapides progrès, sensibles principalement chez l'homme : ils sont moins remarquables chez la femme, dont le larynx reste beaucoup plus petit et plus rétréci. Remarquons cependant que l'exercice violent et continué de cet organe peut lui faire acquérir chez elle un développement extraordinaire, même à une époque à laquelle le corps a pris tout son accroissement. C'est ainsi que nous voyons à l'hospice de la Salpêtrière deux femmes aliénées depuis longues années, et habituées à faire éclater leur fureur par des vociférations effrayantes dont le larynx s'est considérablement développé depuis l'époque de la puberté, au point qu'il est plus saillant chez elles qu'en aucun homme.

A mesure que l'homme vieillit, les années se marquent aussi sur son larynx. Ses muscles s'affaiblissent, les ligamens articulaires perdent de leur souplesse, les cartilages acquièrent de la dureté, ils tendent à s'ossifier. J'ai rencontré sur plusieurs sujets les cartilages arythénoïdes ossifiés, ainsi que la moitié postérieure du cricoïde et une grande partie du thyroïde. Columbus dit avoir trouvé un larynx entièrement osseux. Il est à regretter qu'il ne nous ait pas dit quels désordres cette altération avait apportés dans la voix de l'individu.

§ III. *Structure du larynx.*

Le larynx se compose de cartilages qui lui donnent la solidité ; des ligamens les unissent, et leur permettent d'obéir à l'action de quelques muscles, organes actifs de leurs mouvemens. Il me suffira d'en donner une idée succincte.

Les cartilages sont au nombre de cinq : 1°. le thyroïde, situé en devant et le plus large, est applati d'avant en arrière, recourbé dans le même sens à angle aigu. Il est fixé en arrière par les muscles du pharynx, et s'articule, par deux prolongemens qui se remarquent aux extrémités de son bord inférieur, avec le cricoïde. Son bord supérieur donne attache à la membrane hyo-thyroïdienne qui l'unit à l'os hyoïde. Il recouvre en devant le larynx, et c'est de lui surtout que dépend la variété de forme et de volume qui se remarque entre le larynx de la femme et celui de l'homme. 2°. Le cricoïde fait l'extrémité inférieure du larynx. Sa forme est annulaire ; plus étroit antérieurement et s'articulant avec le thyroïde, il s'élargit postérieurement pour répondre au pharynx. Son bord supérieur donne naissance en devant à la membrane crico-thyroïdienne, et s'articule en arrière avec les aryténoïdes : l'inférieur s'attache au premier cerceau de la trachée-artère par une membrane fibreuse. Ce cartilage fournit au thyroïde et aux aryténoïdes une base solide sur laquelle ils exécutent leurs mouvemens. 3°. Les aryténoïdes placés à la partie supérieure et postérieure, sont les plus petits : leur figure est celle d'une pyramide ; ils répondent en arrière au muscle aryténoïdien, en devant à la glande aryténoïde et au muscle thyro-aryténoïdien, en dedans à la muqueuse laryngée. Ils s'articulent inférieurement par leur base avec le bord supérieur du cricoïde. Leur mobilité contribue puissamment à la production de la voix : en se rapprochant ou s'éloignant, ils diminuent ou augmentent l'étendue de la glotte. 4°. L'épiglotte est un fibro-cartilage membraneux situé à la partie supérieure du larynx entre lui et la langue; sa direction est très-variable. Il est applati, large et un peu recourbé du côté de la langue, à laquelle il tient par trois replis de la muqueuse qui se fixent à sa face supérieure : en avant de cette face, et derrière la membrane hyo-thyroïdienne, se voit la prétendue glande épiglottique. Sa face inférieure est tapissée par la muqueuse. Sa circonférence libre dans sa moitié supérieure est unie par la même membrane, dans son milieu à l'angle rentrant du cartilage thyroïde, et sur les côtés aux aryténoïdes. L'épiglotte est comme une sentinelle qui, placée à l'ouverture supérieure des voies aériennes, est chargée d'en interdire l'entrée aux substances alimentaires. On sait assez qu'elle n'est pas inviolable, et il n'est personne qui n'ait quelquefois payé ses momens d'oubli d'une forte quinte de toux.

Deux séries de muscles appartiennent au larynx.

1°. Il en est qui lui impriment des mouvemens de totalité ; tels sont les sterno-hyoïdiens, thyro-hyoïdiens, et les autres muscles de l'os hyoïde.

2°. Les muscles propres meuvent les unes sur les autres les pièces qui le forment. Ce sont les suivans :

Les crico-thyroïdiens qui font faire au cartilage thyroïde un mouvement de bascule en avant. Les crico-aryténoïdiens postérieurs, destinés à tirer en arrière les aryténoïdes et contribuant avec les précédens à allonger la glotte, et à étendre ses ligamens. Ils sont au contraire relâchés par les crico-aryténoïdiens latéraux et les thyro-aryténoïdiens qui ramènent en avant ces petits cartilages. Le muscle aryténoïdien étrécit la glotte en rapprochant l'un de l'autre les aryténoïdes.

J'aurais pu décrire ici la glande thyroïde annexée au larynx, et recouvrant inférieurement ses parties latérales ; mais elle ne paraît pas servir à la voix, et je crois que nous ne pouvons encore rationnellement lui attribuer aucune fonction, quoiqu'en aient dit Albinus, Morgagni, etc. et malgré les curieuses recherches de Bordeu et (1) de Haller (2).

Les vaisseaux qui fournissent le sang au larynx, sont l'artère thyroïdienne supérieure, branche de la maxillo-faciale, et la thyroïdienne inférieure, rameau considérable de la souclavière. Trois veines le rendent au torrent de la circulation.

Ses nerfs sont le laryngé supérieur, et le laryngé inférieur ou le recurrent, tous deux filets du tronc pneumo-gastrique ou dixième paire (3). — Il ne suffisait pas aux médecins de bien connaître l'origine, d'avoir suivi le trajet de ces deux rameaux nerveux, ils ont voulu déterminer le degré d'importance de chacun à l'exercice de la voix. Rufus d'Éphèse, ensuite Galien, appuyé sur des faits (4), établirent que les nerfs récur-

---

(1) *Recherches sur les Glandes.*
(2) *Elementa Physiologiae*, Albert. Halleri., lib. 9.
(3) D'après la judicieuse nomenclature du prof. Chaussier.
(4) *De locis Affectis*, lib. 1, cap. 6.

rens jouent le premier rôle dans sa production , et que
leur section entraîne sa perte. Paré (1) et Thomas Bartholin (2) adoptèrent cette opinion. Si nous passons aux modernes nous les trouverons partagés de sentiment à cet
égard. C'est ainsi que les Essais de la Société de Médecine d'Édimbourg nous montrent d'un côté le docteur Martin confirmant par des expériences sur les animaux l'antique opinion du médecin de Pergame , tandis
que Monro s'est cru autorisé à nier les faits. Cependant
en Allemagne Haller , en France MM. Sue et Portal
me paraissent avoir décidé la question. Le dernier a
consigné dans les Mémoires de l'Académie des Sciences (3) un résultat d'expériences faites à ce sujet en 1771.
« Lorsqu'on irritait les nerfs de la voix , dit-il , l'ani-
» mal rendait les sons les plus aigus ; la voix devenait
» rauque lorsqu'on se contentait de les comprimer légè-
» rement avec le doigt , ou de quelqu'autre manière : en-
» fin il perdait la voix entièrement si on les comprimait
» de côté et d'autre , ou si on les coupait ».

Mais la voix, une fois détruite par la section des nerfs,
peut-elle revenir au bout d'un temps quelconque ? Galien
l'avait pensé : Martin et M. Sue ont conclu pour la négative. Il me semble néanmoins qu'il ne faudrait pas désespérer d'un malade auquel cet accident serait arrivé :
voici mes garans. Morgagni parle d'un chien auquel
M. Emett avait coupé les deux nerfs récurrens , qui

---

(1) *OEuvres de Paré*, livre 6, chap. 15.

(2) *Th. Bartholini , Obs. medicae* , ann. 1671 , obs. 86.

(3) Pour l'année 1780.

perdit aussitôt la voix (1) ; il commença à la retrouver
un peu dès le lendemain et la recouvra entièrement au
bout de quelque temps : Valsalva dit avoir fait la même
section à un chien qui aboya au neuvième jour. Le célèbre Barthez pense qu'alors la voix se récupère, parceque
la sympathie nerveuse est rétablie par des nerfs laryngiens
qui viennent de la huitième paire supérieurement aux nerfs
récurrens, et qui avaient été d'abord altérés sympathique-
ment (2). Citerai-je les belles expériences qui ont servi à
Haigton pour démontrer la régénération des nerfs? elles se-
raient en ma faveur (3). Je pourrais en dire autant de celles
du respectable médecin de Gottingue, quoiqu'il les ait faites
dans un but opposé (4). On me pardonnera d'avoir osé
porter un jugement sur cette difficile matière. Je ne l'ai
émis que dans la vue de solliciter celui des grands maîtres, et avec cette réserve timide qni convient à un jeune
homme. La solution de cette question est réservée, je le
sais, à d'autres hommes que moi. *Non nostrum est tan-
tas componere lites.*

§. IV. *Du Larynx considéré en général.*

En envisageant le larynx comme composé d'une seule
pièce, je dois lui considérer une face externe et une interne.
1°. Vu extérieurement, il présente dans son milieu et en

---

(1) *De Sedibus et Causis Morb. Epist. anat. med.* 52.
(2) Voyez la *Bibliothèque britann.* pour l'an 1797, etc.
(3) Arnemann, *ueber die Regeneration der Nerven..*
(4) *Nouveaux Elémens de la Science de l'Homme*, chapitre 10, sect. 3, p. 224.

devant l'échancrure , au-dessous la saillie du thyroïde , l'intervalle des muscles crico-thyroïdiens et en bas la convexité du cartilage cricoïde : latéralement deux surfaces recouvertes par des muscles , la ligne oblique externe , une surface triangulaire pour l'attache du constricteur supérieur , et au-dessous le muscle crico-thyroïdien : en arrière et sur la ligne médiane, la saillie du cricoïde, une surface recouverte par les muscles crico-aryténoïdiens postérieurs , puis un espace triangulaire terminé en dehors par les rebords très-saillans et postérieurs du thyroïde , lesquels appuyant sur la colonne vertébrale, permettent le libre jeu des aryténoïdes.

2°. La cavité ou face interne du larynx est tapissée dans toute son étendue par une membrane muqueuse, prolongement de celle qui revêt les organes respiratoires et digestifs. Ici elle est pâle , assez dense et fournit beaucoup de mucosité (1). Sa sensibilité animale est très-grande jusqu'à la glotte , moindre au-dessous et dans la trachée-artère.

Cette cavité peut être distinguée en deux portions : l'une, inférieure et solide , ne changeant jamais de dimension , est formée en entier par l'anneau cricoïdien ; l'autre, supérieure et mobile , est circonscrite en avant par le thyroïde et l'épiglotte , sur les côtés par les replis de la mu-

___

(1) La nécessité de l'abondance de ce mucus est assez prouvée par ce que l'on voit arriver aux chanteurs , qui ont besoin de beaucoup boire pour ne pas se dessécher le gosier , et rarement a-t-on à leur reprocher quelque négligence à cet égard. De là ce distique du vieux Marcus Donatus :

Dulcina vina juvant modulantem carmina ; cantor
Non benè cantabit, ni benè potus erit.

queuse, et postérieurement par les aryténoïdes : sa figure est triangulaire, large en avant et plus étroite en arrière. Dans l'intervalle qui sépare ces deux portions se remarquent deux replis membraneux et musculeux, connus du plus grand nombre des anatomistes sous le nom de *ligamens de la glotte*, et désignés improprement par Ferrein sous celui de *cordes vocales* (1). Je dis improprement, parce que les ayant souvent examinés comparativement dans des larynx d'enfans et d'adultes des deux sexes, j'ai pu me convaincre que sous aucun rapport, ni quant à la structure, ni quant aux usages, ces ligamens ne pouvaient remplir l'office de cordes. Je vais sans présomption exposer ce que j'ai vu lorsque n'étant dirigé par aucune vue systématique, je disséquais avec soin le larynx pour m'en faire une juste idée ; j'allais avec désintéressement au devant de la vérité : l'inspection anatomique fera voir si je l'ai rencontrée.

Les ligamens de la glotte sont deux : un supérieur et un inférieur. Ils naissent tous deux, presque confondus, de l'angle rentrant du thyroïde, et se portent en divergeant et un peu obliquement en arrière à la base des aryténoïdes. Leur nature n'est pas parfaitement identique. Le supérieur formé d'un repli de la muqueuse, contient intérieurement quelques fibres élastiques de couleur jaunâtre, de nature à-peu-près tendineuse, et il est adossé au muscle thyro-aryténoïdien : l'inférieur existe surtout aux dépens du muscle crico-aryténoïdien latéral qui m'a toujours paru le composer presqu'en entier, à la muqueuse près, strictement nécessaire pour l'envelopper. Je n'ai trouvé que dans quel-

---

(1) *Mémoires de l'Académie des Sciences*, année 1741.

que larynx un léger faisceau de fibres blanches et tendineuses, que l'on pourrait peut-être regarder comme l'apo-
névrose du muscle soujacent. Ce muscle mince inférieurement s'épaissit supérieurement, de manière que le repli
laryngé inférieur ne coupe point angulairement le larynx,
mais en rétrécit peu à peu la cavité, de telle sorte qu'il y a
une pente douce entre la glotte et la partie inférieure du
cricoïde. J'ai en vain cherché à isoler de ce muscle ces
fibres robustes et élastiques dont parlent l'immortel Haller (1) et son digne successeur (2). Le professeur Sabatier
qui, par ses précieux ouvrages a acquis tant de droits à
notre reconnoissance, paraît regarder ces ligamens comme
étant de la même nature (3). Fabrice d'Aquapendente me semble avoir assez bien reconnu leur disposition (4).

Les deux replis laryngés laissent entr'eux et de chaque
côté un espace profond, allongé d'avant en arrière, plus

---

(1) *Albert. Halleri*, lib. 9, § 6, *Ligamenta glottis ;*
après avoir décrit le supérieur, il parle ainsi du second :
*Inferiora pariter transversa, robusta elastica, fibris sarta
tendineis, elasticis quas membrana laryngis obvelat,* etc.

(2) Bichat, *Anatomie descriptive,* p. 395.

(3) *Anatomie complète du corps humain,* t. 2.

(4) *Hieronimi Fabricii ab Aquapendente, in-fol.* 1667,
cap. 2, p. 133. *Glottis igitur terrestrium composita pars
est ex eâ portione utriusque arytenoïdis, et ex portione
musculi interni qui exorsus ab anguloso scutiformi, ex
utraque parte interiorem scutiformem contingens fertur
quousque ad utramque arytenoïdem aut potius arytenoïdis
utrumque processum. Hinc indè inseratur et rimulam glot-
tidaque efformet,* etc.

large à son fond que superficiellement : c'est le ventricule du larynx. C'est dans l'intérieur de ces ventricules
que séjournent quelquefois les corps étrangers introduits
par la bouche : c'est là que s'était arrêté ce pepin de raisin
qui causa la mort du poète Anacréon, en tombant ensuite dans sa trachée-artère. Là encore s'était nichée cette
mouche qui suffoqua de même le pape Adrien. Ils ne
furent pas aussi heureux que ce bourgeois d'Augsbourg
qui, ayant maladroitement avalé un ducat, porté à la
bouche pour guérir un mal de dents, le conserva pendant deux ans dans les ventricules du larynx, et eut au
bout de ce temps le bonheur de l'expectorer (1).

J'arrive à la glotte, partie principale de l'instrument
vocal. On donne ce nom à l'espace compris entre les replis
laryngés et les ventricules, quelquefois seulement à celui
qui sépare les inférieurs : c'est en effet surtout ici que se
forment les sons.

Si on considère la glotte dans les différens âges de la
vie et dans les sexes, on la verra offrir les mêmes variétés de grandeur que le larynx. Elles n'avaient pas
échappé à Dodart (2); mais elles ont été déterminées avec

---

(1) *Hechsteteri*. Obs. dec. VI, cap. X.

(2) *Mémoires de l'Académie des sciences*, année 1706.
Il raconte avoir observé quinze ou seize larynx des deux
sexes depuis la naissance jusqu'à l'âge décrépit, et dit ensuite : « On trouvera moins d'ouverture de glotte dans les
» âges et dans le sexe les plus propres à chanter le dessus,
» et on trouvera par-tout le contraire dans les âges et dans
» le sexe les plus propres à chanter les parties du milieu et
» les basses ».

plus de précision par le citoyen Richerand (1). Les différences de grandeur de la glotte examinée dans des enfans de trois ou de douze ans ne sont guères remarquables : chez les uns et les autres elle est très-petite et fort étroite. On sait l'application intéressante que le citoyen Schwilgué a faite de ces connaissances au pronostic et au traitement d'une maladie des plus funestes à l'enfance (2).

A l'époque de la puberté là glotte de l'homme acquiert une étendue double dans tous les sens. Dans l'âge adulte son diamètre antéro-postérieur est de onze lignes (25 millimètres 3 dixièmes), le transversal n'en a que deux ou trois (6 millimètres 9 dixièmes environ). Chez la femme l'aggrandissement est moins marqué.

§. V. *De l'organe de la voix, considéré dans les animaux.*

Avant de chercher à expliquer le mécanisme de la voix, on me permettra de passer rapidement en revue les différentes classes d'animaux qui en jouissent, et d'étudier dans les espèces les mieux connues les variétés principales d'organisation de l'instrument vocal. Pour être un peu aride et hérissée de détails descriptifs, cette considération ne sera pas, j'espère, sans utilité, car, comme l'a dit M. Barthez, telle partie dont l'usage nous échappe dans le corps humain, parce qu'elle y est faiblement dessinée et produite comme par hasard, se montre dans les animaux avec des variétés de forme et de grandeur qui sont mani-

---

(1) *Mémoires de la Société médicale d'émulation,* troisième année.

(2) *Du Croup aigu des enfans,* par *Schwilgué,* médecin, etc.

festement relatives aux variétés des besoins de chaque animal, et le dessein fondamental se découvre par cette diversité d'exécution (1).

En comparant les cris rauques ou aigus, et ordinairement désagréables que font entendre la plupart des quadrupèdes à cette grande variété d'intonations mélodieuses de la voix humaine, on se persuade d'abord, pour peu qu'on y réfléchisse, que la nature a eu moins de frais à faire pour la construction de leur larynx que pour celui de l'homme. Que ce premier jugement est cependant éloigné de la vérité ! ce que je dirai suffira pour le démontrer. On verra que la nature a eu besoin d'un appareil plus compliqué, qu'elle a développé plus de luxe pour produire le grognement d'un cochon, pour faire hennir un cheval ou braire un âne, que pour donner à notre voix la faculté d'articuler nos pensées et de se plier à d'agréables et infinies modulations.

On peut rapporter à deux les différences générales et bien tranchées qui distinguent les animaux sous le rapport de la voix. La situation de la glotte les fournit : en effet,

---

(1) L'anatomie des animaux comparée à celle de l'homme doit y répandre de nouvelles lumières qui éclaireront le mécanisme des fonctions de l'économie animale. On sait ce que les professeurs Cuvier et Duméril ont déjà ajouté au beau travail entrepris sur cet objet par l'illustre Vicq-d'Azir, et ce commencement prouve bien que l'on peut attendre d'eux son complément. Je dois, en cette partie, de la reconnaissance au premier pour le secours dont m'ont été ses mémoires, et au second pour les renseignemens qu'il a bien voulu me donner.

placée dans les quadrupèdes et les reptiles au haut de la trachée-artère et à la base de la langue ; on la trouve chez les
oiseaux à l'endroit de la division de la trachée en deux
branches qui se rendent aux poumons (1). Je les examine-
rai d'après la méthode des naturalistes.

Larynx des mammifères.

DEUXIÈME FAMILLE. *Quadrumanes.* Le mandrill (*simia maimon*) a une langue très-longue et très-épaisse
qui se fixe à un os hyoïde qui lui est proportionné. Les
cartilages de son larynx n'offrent rien de particulier,
seulement au-dessous de l'épiglotte se trouve une cavité
terminée par un conduit qui s'ouvre dans une poche
membraneuse assez étendue, que l'on peut facilement gonfler d'air. Son cri est aigu et perçant, souvent
interrompu par des sons rauques qui se succèdent en manière de battemens. Lorsqu'il se met en colère et crie un
peu fort, on voit le sac se remplir et se vider alternativement.

L'alouatte hurleur (2) (*simia Beelzebuth*), habitant de
Cayenne et du Pérou, a un organe très-remarquable (3).
Sa langue est longue et étroite, sa glotte a une étendue
considérable, les lèvres en sont saillantes. Du reste son
larynx n'offre rien de bien particulier ; il a pour annexe

---

(1) Voyez les *Leçons d'anatomie comparée*, par MM.
Cuvier et *Duméril*, t. 1.

(2) Buffon, *Hist. nat. génér. et particul.*, t. 15, in-4°,
pag. 7.

(3) Vicq-d'Azir, *Mémoires de l'Académie des sciences*,
année 1779.

une poche osseuse, profonde, placée entre les deux branches de la mâchoire inférieure, de manière que son sommet est situé au-devant, son échancrure en arrière, et sa grande face arrondie en bas. Entre cette poche et le cartilage thyroïde, plus grand ici qu'en d'autres animaux de même taille, on trouve un conduit plus large à ses extrémités que dans son milieu, d'un tissu membraneux. Il s'insère en-devant autour de l'orifice de la poche, et en arrière il se bifurque pour percer les deux ailes du thyroïde, et s'ouvre dans le larynx, de sorte qu'il semble être une seconde trachée qui mène à une cavité analogue aux sinus de la glotte. Il résulte de là que l'air introduit dans le larynx est divisé en deux colonnes par l'angle saillant du thyroïde, pour entrer dans le conduit horizontal où elles se réunissent, et de là il s'engouffre dans la poche, dont les lames internes, minces et osseuses sont très-élastiques : il en est répercuté vers le larynx dont toutes les parties fortement ébranlées, donnent naissance à ces hurlemens affreux qui vont au loin retentir dans les forêts et porter l'épouvante dans l'ame des voyageurs (1).

Troisième famille. Dans les *mammifères carnivores*, l'organe de la voix s'éloigne moins de celui de l'homme : ainsi toutes les parties du larynx du chat sont très-mobiles ; il y a au-dessous des ligamens de la glotte deux petites membranes très-minces : elles vibrent lorsqu'on pousse de l'air par la trachée, et produisent un ronflement analogue

---

(1) Il se fait entendre à plus d'une lieue. *Voyez* Buffon, *Hist. nat. génér. et particul.*, t. 15 ; et Vicq-d'Azir, *Mém. de l'Acad. des sciences*, année 1779.

aux cris déchirans que jettent ces animaux lors de leurs combats amoureux ou dans les accès de leur colère. Le larynx du chien est peu différent : son épiglotte triangulaire se continue latéralement en formant une sorte de crochet avec les ligamens inférieurs de la glotte qui sont assez marqués et offrent des ventricules distincts.

Septième famille. Parmi les *animaux à sabots*, je m'arrête aux *pachidermes*, et je prends pour exemple le cochon : il a le cartilage de l'épiglotte grand et épais ; deux reliefs tiennent lieu de ligamens inférieurs : ils sont percés par une fente semblable à une glotte, laquelle s'ouvre dans les excavations arrondies et recouvertes par un muscle. Le grognement résulte de l'entrée de l'air dans ces cavités desquelles il sort avec éclat.

Huitième famille. *Ruminans.* Le larynx du bœuf est très-large, sa glotte béante, ses bords renversés ; les aryténoïdes font en devant une saillie considérable ; les ligamens inférieurs sont à peine visibles, et au lieu de ventricules, on remarque une cavité qui n'est presque pas circonscrite.

Dans le mouton, même disposition ; la glotte est presque totalement cartilagineuse, ses ligamens inférieurs peu détachés des parois, et l'espace qui les sépare est fort étroit.

Neuvième famille. *Solipèdes.* Dans le cheval on trouve que la glotte a des lèvres tendineuses, de plus une petite membrane à ressort, d'une nature tendineuse, très-mince et très-déliée, de figure triangulaire : elle est posée à plat sur chaque extrémité des lèvres de la glotte, du côté du cartilage thyroïde, et porte par conséquent en partie à faux ; n'étant que lâchement assujétie en cet endroit, elle

peut aisément trémousser de bas en haut ; le hennissement
du cheval commence par des sons aigus et accompagnés de
tremblottemens entrecoupés : il finit par des tons graves,
rauques, et comme faits par secousses ; or, on sait que le
son éclatant du hennissement est d'autant plus aigu que
la membrane tendineuse est plus fine et déliée, que ses
attaches sont plus souples, etc. Pour les sons graves et faits
par secousses, ils sont excités par les trémoussemens plus
ou moins lents des cordons forts et épais qui forment les
lèvres de la glotte, lesquels se détendent lorsque le son clair
et aigu cesse de se faire entendre (1). Le larynx de l'âne
offre une cavité creusée dans le cartilage thyroïde et
recouverte par une membrane tendineuse assujétie là en
manière de tympan : elle est destinée à recevoir une
certaine quantité d'air, et à lui imprimer un mouvement
de vibration très-considérable.

Les différences essentielles qui existent entre le larynx
de l'homme et celui des quadrupèdes se réduisent pour
les derniers à celles - ci : moins de souplesse et plus de
volume dans les cartilages, moins de profondeur dans les
ventricules, moins de saillie dans les ligamens inférieurs,
moins de mobilité dans la glotte, dont les contours sont
très-massifs chez quelques individus ; enfin, chez d'autres,
des cavités ou poches surajoutées.

Onzième famille. *Cétacées.* Je ne m'occuperai pas de
l'organe vocal des cétacées qui est très-peu connu ; d'ailleurs, les naturalistes modernes paraissent s'accorder tous
pour leur refuser la voix, quoique Pline ait dit que les

---

(1) Hérissant, *Mém. de l'Acad. des sciences,* ann. 1753.

dauphins avaient un gémissement semblable à la voix humaine (1).

Larynx des oiseaux.

Les oiseaux ne nous offriront pas moins de singularités que les animaux que nous venons d'examiner. Leur voix, il est vrai, paraît plus se rapprocher de la nôtre que celle des quadrupèdes, puisque quelques-uns deux nous font entendre des chants très-agréables, que d'autres parviennent à prononcer des mots et même des phrases; néanmoins, leur organe vocal diffère beaucoup plus du nôtre, comme nous allons le voir, que celui de ces autres animaux. Le larynx des oiseaux est double, ou bien, suivant l'expression de M. Cuvier, ils ont un larynx supérieur placé au haut de la trachée-artère, tandis que la glotte se trouve, à sa partie inférieure, à la division des bronches. J'extrairai les faits principaux consignés dans un mémoire sur la voix des oiseaux (2), lu par ce savant à l'Institut National.

Le larynx supérieur diffère par son ouverture et par sa forme. Dans le canard, il offre en devant une pièce triangulaire surmontée intérieurement et au milieu par une saillie aiguë et cartilagineuse : les parties latérales sont formées par deux cartilages. L'ouverture du larynx disposée en fente, dans le canard, est grande et un peu triangulaire dans le pigeon; elle offre dans la poule un parallé-

(1) *Voyez* lib. 9, cap. 8, *de Delphinis.* Il ajoute à cette assertion : *Mulcetur symphoniae cantu, et præcipuè hydrauli sono.*

(2) *Voyez* le Journal de Physique et d'Histoire naturelle, par *Delamétherie*, t. 50.

logramme fort allongé. Dans le linot, le chardonneret, le serin, cette ouverture est ovale, avec de légères échancrures sur les côtés. Chez le rossignol, ses bords sont moins échancrés, plus unis.

Le larynx supérieur n'a d'autre usage que d'ouvrir ou de fermer plus ou moins la trachée-artère; il varie fort peu dans les divers oiseaux, et chez tous il est plus simple que celui des quadrupèdes.

Le larynx inférieur, que l'on doit regarder comme la vraie glotte, est la partie de l'organe vocal où se remarquent le plus de variétés. On peut faire deux classes de ces larynx : 1°. ceux qui n'ont point de muscles propres, 2°. ceux qui en ont.

1°. La première classe se compose de deux genres : le premier comprend les larynx auxquels tiennent des cavités latérales ou des dilatations plus ou moins étendues. Le genre des canards (anas) et celui des harles (mergus) sont les seuls chez lesquels on trouve ces dilatations. M. Cuvier s'est convaincu que c'est à elles que tient la grande différence qui existe dans toutes les espèces entre la voix des femelles et celle des mâles. Elles ne se voient que chez les mâles qui ont la voix grosse et sonore, tandis que celle des femelles est aigre et fort aiguë : si la voix est très-désagréable dans les uns et les autres, ceci vient probablement de ce que les deux glottes étant toujours inégales, elles produisent deux voix discordantes.

Ceux du second genre n'offrent rien de semblable.

2°. Les larynx inférieurs qui ont des muscles propres peuvent changer leur état indépendamment des mouvemens de la trachée, et pendant même qu'elle est absolument immobile, et on conçoit déjà quelle perfection cela doit apporter dans l'organe de leur voix. On peut considérer cette perfection dans trois degrés, en la rapportant au nombre des muscles du larynx.

Les larynx les plus simples dans ce genre n'ont qu'un seul muscle de chaque côté : il tient d'une part à la trachée, de l'autre à un des premiers anneaux des bronches. Tels sont ceux des aigles, faucons, râles, bécasses, hérons, cignes (1), chouettes, etc. Les perroquets ont déjà trois paires de muscles propres. Nous arrivons aux oiseaux chanteurs ches lesquels l'organe est le plus parfait ; ils ont cinq paires de muscles propres ; remarquons cependant qu'ils appartiennent non-seulement aux chanteurs proprement dits, tels que le linot, le chardonneret, le rossignol, le merle et l'alouette; mais encore à d'autres dont le chant est monotone, comme l'hirondelle, les moineaux, les étourneaux, etc. On retrouve même cette structure dans la pie, le geai, le corbeau, qui ont des cris désagréables.

---

(1) On est étonné de trouver en opposition les naturalistes et les poètes sur le compte de cet oiseau. Ne serait-il pas possible de les accorder ? Les premiers on dit que son cri était rude et désagréable; ils ont eu raison : c'est effectivement là tout ce que peut produire son larynx. Quant au chant, dont les poètes ont vanté la douceur et la mélodie, ce n'est pas un chant proprement dit : il paraît que c'est un son produit par ses ailes, qui étant à demi-étendues et levées lorsqu'il nage, sont frappées par le vent, qui produit sur elles un son d'autant plus agréable, qu'il est composé de plusieurs tons qui forment une espèce d'harmonie, suivant que par hasard l'air heurtant plusieurs plumes diversement disposées, fait des tons différens. Des personnes qui en ont entendu des troupes, comparent ce son à un concert de flûtes. (V. *le Dict. encycl.*)

Pour expliquer comment des organes en apparence aussi parfaits produisent chez divers individus des sons si différens, il faut observer que les facultés physiques ne déterminent pas seules les mouvemens des animaux, il faut aussi tenir compte de leurs facultés instinctives. Le délicieux ramage du rossignol (1), le chant du serin peuvent dépendre d'une espèce d'éducation, et tenir à des causes qui ne sont pas de la compétence de l'anatomiste. Quant à ceux, parmi ces oiseaux, qui ne font jamais entendre que des tons faux et désagréables, cela paraît devoir être attribué, d'une part, au timbre de leur instrument, de l'autre, à ce que la mobilité de leur trachée n'est pas en rapport avec celle de leur larynx inférieur. Si la longueur de la trachée est constamment la même, et ne peut s'accommoder aux variations de ce larynx, celles-ci ne produiront que des sons faux. Au reste la facilité qu'ont les corbeaux, les pies, etc. pour contrefaire la voix humaine, prouve assez quels avantages ils retirent de la réunion des cinq muscles.

---

(1) Je ne puis résister au desir de citer les beaux vers dans lesquels le vieux Lafontaine des Allemands a célébré ce chantre aimable du printemps.

> Die nachtigal sang einst mit vieler kunst
> Ihr lied erwarb der ganzen gegend gunst,
> Die blœtter in den gipfeln schwiegen
> Und fühlten ein geheim vergnügen.
> Der vœgel chor vergass der ruh,
> Und hœrte Philomelen zu.
> Aurora selbst vezog am horizonte
> Weil sie die sængerinn nicht gnug bewundern konnte.

GELLERT.

La trachée des oiseaux étant un véritable tube d'instrument conducteur du son, elle devait toujours conserver son calibre : c'est pour cela qu'elle est formée d'anneaux cartilagineux entiers. Sa longueur absolue, qui donne par conséquent son ton fondamental, dépend principalement de la longueur du cou de chaque oiseau. Aussi voyons-nous que les petits oiseaux chantent le plus haut ; que ceux, au contraire, qui ont le cou long, ont ordinairement la voix la plus basse. Disons qu'à la vérité la nature a su allonger quelques trachées davantage que le cou ne le ferait présumer, par des contours sur elles-mêmes qui ne se voient que chez les mâles : dans ce cas sont le héron, la cigogne, le cigne, etc. chez eux aussi la voix des femelles est plus aiguë.

C'est à la structure de la trachée qu'est due la facilité avec laquelle elle peut s'allonger et se raccourcir. Sa mobilité est plus étendue chez les oiseaux dont l'organe est plus voisin de la perfection. Tous les oiseaux chanteurs ont des anneaux très-minces et aussi étroits que des fils, et ils sont réunis par de larges membranes. Au contraire les anneaux sont larges et presque contigus dans les oiseaux de rivage.

Les trachées-artères varient dans leur forme, et sous ce rapport on en distingue de quatre sortes.

1°. Les trachées cylindriques sont les plus nombreuses : telles sont celles des oiseaux chanteurs et de beaucoup de gallinacés qui tous ont la voix claire, aiguë et flûtée.

2°. Les trachées coniques ont la partie la plus large du côté des bronches : elles appartiennent au dindon, au héron, au butor, etc. qui ont la voix éclatante.

3°. Les trachées subitement enflées ne se trouvent que dans deux espèces, le garrot et la double macreuse.

4°. Dans le genre des harles on trouve des trachées qui ont des renflemens adoucis.

Il résulte de tout ce qui précède , 1°. que le son est produit dans l'instrument vocal des oiseaux de la même manière que dans les instrumens à vent de la classe des cors et des trompettes ; qu'il est modifié , quant à son ton , par les mêmes moyens que nous employons dans ces instrumens , c'est-à-dire , d'abord par les variations d'ouverture de la glotte qui correspondent à celles des lèvres du joueur , etc. ensuite par les variations de la longueur de la trachée, que l'on peut comparer aux différentes longueurs des tuyaux d'orgue , et enfin par le rétrécissement ou l'élargissement de l'ouverture du larynx supérieur, laquelle répond à la main du joueur de cor, etc.

2°. Qu'autant que nous connaissons les choses qui déterminent le timbre , leur effet est le même dans les oiseaux que dans nos instrumens.

3°. Que les oiseaux ont la voix d'autant plus facilement variable qu'ils ont plus de perfection dans les trois sortes d'organes qu'ils emploient pour varier les tons.

4°. Qu'enfin leur voix nous paroît d'autant plus agréable que leur trachée ressemble davantage aux instrumens dont les sons flattent notre oreille.

Ainsi la grande distance qui sépare le larynx supérieur de l'organe vraiment sonore, le défaut d'épiglotte et de ligamens ou cordes vocales, la disposition des membranes des bronches, le raccoursissement ou l'allongement faciles de la trachée sont les notables différences qui distinguent l'organe vocal des oiseaux de celui de l'homme et des quadrupèdes.

Larynx des reptiles.

A mesure que, dans la contemplation de la nature, on s'éloigne de l'homme, on observe chez les animaux que les fonctions de la vie de relation deviennent plus bornées dans la même proportion que leur intelligence décroît. Cette remarque s'applique parfaitement à la voix, qui, réduite dans les reptiles à des sons monotones ou à des sifflemens aigus, s'affaiblit et disparaît entièrement dans les autres classes d'animaux. Dans la grenouille (*rana esculenta*) et le crapaud (*rana Bufo*), qui ne produisent que des sons aussi uniformes que peu agréables, la glotte, qui est longue et étroite, sans épiglotte, se ferme avec rapidité et précision ; au-devant d'elle sont deux ligamens qui méritent par excellence le nom de cordes vocales. Ils sont très-longs, tendus parallèlement et parfaitement détachés des parties environnantes, de sorte qu'au lieu d'une ouverture il y en a trois. Deux branches très-courtes et comme argentées naissent immédiatement de la glotte.

Voici ce qu'on trouve dans la vipère (*coluber berus*) et la couleuvre à collier (*coluber natrix*), dont la voix ne consiste qu'en quelques sifflemens, expression de leur fureur. La glotte, peu étendue, se trouve derrière la langue qui tient peu de place entre les deux mâchoires, étant contenue dans une gaîne le long de l'œsophage ; la trachée s'élargit un peu au-dessous de cette ouverture, ses anneaux, entiers dans son origine, se divisent ensuite pour se terminer en bec de flûte aux poumons, qui sont très-amples, et se prolongent dans la même cavité que les intestins dont ils ne sont point séparés par un diaphragme.

Insectes.

Ce serait abuser des termes que de donner le nom de voix aux sons que font entendre quelques insectes. Ne recevant l'air que par une multitude de trachées, cette fonction ne pouvait exister chez eux. Qui ne sait, au reste, que le hanneton, par exemple (*scarabeus melolontha*), s'annonce par un bourdonnement, effet du frottement de ses ailes et de ses élytres mues rapidement soit contre l'air qu'elles heurtent, soit contre le corcelet qu'elles frappent ? Qui ignore que le prétendu chant de la cygale (*cicada orni*) n'est que le résultat mécanique du choc de ses deux balan-ciers sur la peau sèche et tendue de son corcelet ?

DEUXIÈME PARTIE.

PHYSIOLOGIE.

§. I. *De la cause matérielle de la voix, et de son siége.*

S'il est vrai, comme je l'ai prouvé précédemment, que ceux-là seuls, parmi les animaux, sont doués de la voix, qui ayant un organe pulmonaire sont aussi pourvus d'un conduit unique destiné à y transmettre l'air et à le rendre ensuite à l'atmosphère, il s'ensuit évidemment de là que l'air est la cause matérielle de la voix. Mais quoiqu'indispensables à sa production, ces deux conditions supposées réunies, la voix n'existe pas encore ; car constamment la respiration s'exerce sans qu'aucun son nous en avertisse. Ceci tient aux rapports qu'a la voix avec les phénomènes intellectuels, tandis que la respiration est plus liée aux fonctions intérieures. Il suffisait en effet pour celle-ci de l'entrée et de la sortie alternative du fluide réparateur : il fallait au contraire pour servir avantageusement notre intelligence, que le tube que l'air traverse, mû par des muscles volontaires, pût à notre gré le rendre sonore (1). Bien ! me

---

(1) Les corps sonores sont, dit le professeur Hallé, ceux dans lesquels des mouvemens imprimés donnent naissance à des mouvemens intérieurs ou vibrations desquels est produit le son. Le son formé dans le corps sonore, transmis par les intermédiaires, parvient à notre oreille, et nous entendons aussitôt qu'il est perçu. L'étude du son ayant plus de rapport à l'explication de l'ouïe, je ne dois pas m'en occuper.

dira-t-on, voilà un phénomène vital déterminé par la volonté; mais en quoi consiste-t-il? qu'arrive-t-il au larynx lorsque cet organe passe du silence à la production d'un son? on l'ignore. C'est encore un des secrets de la nature, et comme elle ne les dévoile qu'à quelques hommes privilégiés qu'elle traite en favoris, je n'ai aucun titre pour espérer d'avoir part à ses confidences. Au reste, comment le cerveau agit-il sur les nerfs? comment ceux-ci mettent-ils nos muscles aux ordres de la volonté? après des discussions oiseuses qui ont duré des siècles, on s'est enfin apperçu que presque toujours c'était s'égarer que de vouloir remonter aux causes premières, et on s'en est tenu aux faits.

Caliginosâ nocte premit deus, ridetque si mortalis ultrà
Fas trepidat. . . . . .   HORAT.

Je dois donc me borner à la considération des phénomènes observables.

La glotte est bien manifestement la partie du tube aérien dans laquelle ces phénomènes ont lieu : elle est l'organe essentiellement vocal. Les très-anciens médecins l'avaient pensé. Dans des temps postérieurs des expériences sans nombre ont été faites par des hommes distingués qui tous ont obtenu les mêmes résultats. Je ne puis passer ici sous silence celles qui ont été tentées sous nos yeux l'année dernière : elles sont l'ouvrage de cet homme de génie qu'une mort prématurée a enlevé bien jeune encore à la science médicale, dont il avait déjà reculé les limites.

Après avoir fait sur plusieurs chiens une plaie transversale entre le cartilage thyroïde et l'os hyoïde, il remarqua que les cris de ces animaux restèrent aussi forts, et changèrent peu de caractère. Il vit de plus que le resserrement de la glotte à un certain degré accompagnait toujours la production des sons. Il constata aussi ce fait, qu'en ouvrant la trachée-artère dans un point quelconque de son étendue, pour donner passage à l'air, ou en fendant la membrane crico-thyroïdienne, la voix se perdait. Enfin il obtint le même résultat en divisant longitudinalement le cartilage thyroïde (1). Ce serait prolonger en vain cet article, et épuiser le sujet, que d'apporter d'autres preuves en faveur de ce fait que personne ne conteste.

§. II. *Quels sont les phénomènes organiques qui déterminent les diverses modifications de la voix?*

Obligés d'abandonner ici le chemin toujours sûr de l'observation, les médecins ont substitué aux faits qui leur manquaient, des systèmes souvent enfans de leur imagination. Malheureusement ce ne sont que de beaux météores qui peuvent bien éblouir au milieu des ténèbres, mais ils n'éclairent pas assez pour aider à en sortir.

C'est ainsi que Fabrice d'Aquapendente crut autrefois que les tons graves étaient dus au raccourcissement de la trachée-artère qui, en s'allongeant, donnait lieu aux sons aigus (2). On sait maintenant que ces circonstances, quoique concomitantes, n'ont qu'une influence accessoire sur les diverses intonations de la voix, et paraissent seu-

---

(1) Bichat, *Anatomie descriptive*, t. 2.
(2) *Hyeronimi Fabricii ab Aquapendente*, de *Voce*.

lement s'y proportionner. Voici comment : dans la production des sons aigus, le larynx monte sensiblement ; on
sent cette ascension graduée suivant les tons en plaçant
la main sur le thyroïde pendant qu'on chante : dans les
sons graves il y a une dépression sensible. Ces deux mouvemens sont nécessairement accompagnés, le premier
du raccourcissement de la concavité de la bouche et
des narines, et de l'allongement de la trachée ; le second
de l'allongement des deux premières cavités, et du raccourcissement de la trachée-artère.

Vint ensuite Dodart (1), qui, rendant à la glotte tous
les priviléges que Galien lui avait attribués (2), pré-
tendit le premier qu'elle seule produisait la voix et tous
ses tons, et que la trachée n'y avait aucun part. Il
regarda le larynx comme un instrument à vent, dans
lequel les tons graves étaient l'effet de l'élargissement
de la glotte, et les tons aigus le résultat de l'état opposé.
Ce système est presque généralement reçu aujourd'hui ;
c'est celui qu'admettent les professeurs Chaussier et Cuvier, qui comparent notre larynx à un tuyau d'orgue
dont la trachée est le tube conducteur de l'air, tandis
que le poumon est le soufflet qui le fournit. En effet
nous voyons, 1°. la voix aiguë coïncider avec l'étroitesse
de la glotte dans les enfans et la femme : la voix de

----

(1) *Mém. de l'Acad. des Scienc.*, an. 1700 et 1706.

(2) En reconnoissant la glotte pour l'instrument principal
de la voix, Galien croyait que la trachée y contribuait pour
quelque chose. Les médecins venus dans des temps très-pos-
térieurs, Fernel, Houlier, Ettmuller et Vesale même, semblent avoir partagé cette opinion.

l'homme au contraire est grave, et le devient davantage à mesure que, par le progrès de l'âge, la glotte s'aggrandit. 2°. Le bœuf et le lion dont la voix est des plus graves, sont aussi ceux qui offrent la glotte la plus vaste. 3°. Le son du sifflement est plus ou moins aigu suivant le degré d'ouverture formée par le rapprochement des lèvres.

Au système raisonnable de Dodart on en substitua, en 1741, un autre qui l'était moins. Mais la constance n'est pas plus dans l'esprit de l'homme que dans son cœur, et indépendamment de toute autre réflexion, il trouve toujours du plaisir à ce qui est nouveau. Ferrein, membre distingué de l'Académie des Sciences (1), s'y présenta alors entouré d'un appareil expérimental bien propre à séduire. Il crut trouver dans les lèvres de la glotte des cordes capables de vibrer comme celles d'un violon, regarda l'air comme l'archet qui les met en jeu, et le poumon comme la main qui promène l'archet. C'est ainsi qu'il fit de l'instrument vocal un dicorde pneumatique.

Quelques considérations que je ne ferai qu'indiquer, prouveront assez sur quelle base faible repose ce brillant système, qui dans son temps fut reçu avec enthousiasme et compte encore des partisans. 1°. Nous avons vu que dans l'homme on ne pouvait, sans une grande inexactitude, donner le nom de *cordes* aux replis laryngés. 2°. En étudiant les quadrupèdes nous avons remarqué que chez plusieurs ces ligamens n'étaient presque pas apparens. 3°. Nous savons aussi que les oiseaux n'ont, au lieu d'eux, que des cartilages susceptibles de

---

(1) *Mém. de l'Acad. des Scienc.*, ann. 1741.

s'écarter et de se rapprocher, et qui ne peuvent en aucune circonstance se tendre plus ou moins.

Il serait plus fastidieux qu'utile de reproduire à l'é-
poque actuelle les brochures auxquelles donna naissance
la discussion vive qui s'éleva dans le temps entre les sec-
tateurs des deux derniers systèmes. C'est donc avec la
louable intention d'épargner aux lecteurs de l'ennui que
j'omets de parler des lettres contre le système de Ferrein
par Bertin, et surtout de leur réfutation par Montagnot.

Le temps a fait justice de ces productions qu'avait
dictées l'esprit de parti.

Pour nous, laissant de côté ces ingénieuses hypo-
thèses, nous pensons que les différentes modifications de
la voix, quant à la gravité ou à l'acuité, sont autant
l'effet des divers degrés d'ouverture de la glotte que de
la tension de ses muscles (1), deux choses absolument
inséparables, et desquelles résultent d'une part les vibrations insensibles de l'air expiré, de l'autre les trémulations
du larynx qui en augmentent la *sonoréité*. Le larynx est
donc un instrument organisé et actif sous l'influence des
forces vitales (2), lequel ne peut, rigoureusement parlant,

---

(1) Combien ne semble-t-il pas plus convenable de regarder
comme effet de l'action musculaire les infinies modifications
de la voix, que de les attribuer à la tension de prétendues
cordes! La glotte des oiseaux chanteurs est formée de cinq
paires de muscles; celle de la grenouille, au contraire, présente des cordes bien distinctes : chez nul autre animal on ne
trouve un larynx en apparence aussi parfait, et pourtant quel
triste croassement!....

(2) *Non rejecimus ergo, ait Jadelot, causas mecanicas
sed praetereä ibi admittendum credimus actionem organi-*

avoir pour analogue aucun instrument de musique à cordes ni à vent : Mais pourquoi vouloir ainsi le comparer à d'autres? ne sont-ils pas tous des moyens mécaniques imaginés par les hommes pour imiter ses merveilleux résultats?

La voix présente trois modifications principales. Ce sont la voix simple, le chant et la parole. Pour mettre de l'ordre dans leur étude, je les considérerai isolément, et chacune sera l'objet d'une section particulière.

SECTION PREMIÈRE.

§. I. *De la Voix simple.*

La voix brute n'étant que le résultat du passage à travers le larynx de l'air expulsé des poumons par la trachée-artère, et devenu sonore en vertu de l'action des muscles volontaires de la glotte, devrait être moins variée et ne présenter que des différences individuelles, si quelques organes annexés à l'instrument vocal ne lui imprimaient des modifications. Trois parties qui peuvent être regardées comme sa continuation ont bien évidemment pour usage de contribuer à la grace et à la perfection de la voix : je veux parler du pharynx, de la bouche, et des fosses nasales.

1°. Le pharynx est une cavité quadrilatère qui termine la bouche en arrière. Il est circonscrit en haut par la voûte palatine et le voile du palais, en bas par la base de la langue, et sur les côtés par les piliers du voile que sépare la glande amygdale. Son influence sur la voix n'est pas moins marquée dans l'homme vigoureux et bien por-

cam vivam ad vocis formationem necessariam, etc. Vide *Physica hominis sani.*

tant que dans l'homme malade : ainsi lorsque, pendant la déglutition, des alimens le remplissent, nous ne rendons que des sons obscurs. Tous les médecins connaissent la voix rauque des personnes affectées de l'angine pharyngée. Quelques individus chez lesquels on ne peut distinguer le moindre vice d'organisation au pharynx prononcent cependant de telle manière que tous les sons semblent venir de leur gosier : ils ont, à proprement parler, la voix gutturale.

2°. La bouche, limitée en haut par la voûte et le voile du palais, en bas par la langue et la membrane muqueuse, est circonscrite en devant par les lèvres, en arrière par le voile du palais, la luette et le pharynx. La langue est une masse musculaire allongée d'avant en arrière, fixée par sa base à l'épiglotte au moyen de trois replis muqueux, et à l'hyoïde par un tissu cellulaire dense et les muscles hyo-glosses ; son sommet est libre et arrondi. Libre dans sa face supérieure et sur ses côtés, elle est inférieurement fixée à des muscles, et antérieurement, au devant des génio-glosses, par un repli muqueux qu'on nomme le *frein*. Elle jouit d'une très-grande mobilité, est susceptible de s'allonger, de se raccourcir, ou d'acquérir une plus grande étendue suivant ses trois dimensions. Toutes les parties de la bouche, la langue d'abord, puis les dents, les èvres, etc., apportent des changemens notables dans la voix, suivant leur organisation parfaite ou vicieuse. Qui ne sait combien elle s'affaiblit lors de la destruction de la voûte palatine (1), à la suite de la chute des dents, ou

---

(1) Alors elle est rauque et obscure : on pourrait la désigner sous le nom de *voix palatine*.

après l'extirpation de la langue. J'y reviendrai à l'article *Parole* : j'anticiperais en en disant davantage actuellement.

3°. Les fosses nasales, de figure très-irrégulière, occupent la partie moyenne de la face, aboutissent antérieurement au nez, en arrière aux sinus du sphénoïde et au pharynx : en haut elles répondent à la lame criblée de l'os ethmoïde, en devant aux sinus frontaux, en bas à la voûte palatine, et latéralement aux orbites et aux sinus maxillaires. Les réflexions que le son vocal éprouve dans leurs nombreuses sinuosités, ne contribuent pas peu à son retentissement et à sa plénitude ; aussi lorsque, par l'effet d'une disposition originaire, ces cavités sont peu développées, ou bien qu'accidentellement elles sont embarrassées par un coryza intense, par un polype considérable, la voix, ne les traversant plus, ne peut être que buccale (1), et dès-lors très-désagréable. Chez les camards la voix a un timbre particulier qui pourrait les faire reconnaître à l'homme exercé. Elle est bien plus sonore et claire dans les hommes qui ont le nez gros et long : c'est là proprement la voix nasale.

§ II. *Différence de la voix considérée dans l'espèce.*

Indépendamment des petites variétés individuelles et de celles qui peuvent être l'effet de l'âge ou de l'éduca-

---

(1) J'appelle ainsi cette voix que l'on a désignée jusqu'à présent sous le nom de *nasonnée*, quoiqu'elle ne le soit pas du tout. Tout le son sort dans ce cas par la bouche, et c'est là ce que je crois indiquer.

tion domestique , on observe que chaque espèce d'animal a une voix qui la distingue des espèces voisines , malgré la conformité qu'elles offrent souvent dans les caractères extérieurs. C'est à l'aide de cette voix que le petit agneau reconnaît dans un nombreux troupeau la brebis qui doit lui donner son lait ; c'est encore elle qui , dans la saison des amours , donne le signal auquel s'en rapportent les animaux pour se réunir et s'accoupler. Elle se développe chez eux par les progrès de l'organisation, quelles que soient les circonstances dans lesquelles ils se trouvent. Vous retrouverez le glapissement et le chant du coq, de la poule , dans le poulet que vous ferez éclore dans un four et que vous nourrirez loin d'elle. Voyez ce serin , né dans du coton et nourri presque au coin de votre feu , il chante comme sa mère, quoiqu'il ne l'aie jamais entendue. L'homme a-t-il aussi une voix propre ? Pour résoudre cette question , il faut l'étudier dans les deux grandes époques de la vie , l'observer enfant et dans l'âge adulte.

1°. Au moment de la naissance l'enfant jouit déjà d'une voix propre et caractéristique de son espèce ; quelquefois même il la fait entendre avant d'avoir vu le jour. Les Latins l'appelaient *vagitus* ; M. Buisson la désigne sous le nom de *voix native.* (1) : liée essentiellement à l'organisation du nouveau-né , puisqu'elle est le seul moyen qui le mette en rapport avec les personnes au milieu desquelles il doit exister , tous devaient la posséder : aussi on la reconnut dans Romulus confié dans les forêts à une louve nourricière, comme dans l'enfant élevé

---

(1) *De la Division la plus naturelle des phénomènes physiologiques.*

au sein de sa famille. M. Sicard l'a toujours observée chez l'enfant qui, né sourd, doit devenir muet dans un âge plus avancé. C'est au moyen de cette voix inarticulée que la bonne mère comprend si bien que son enfant l'appelle et la tient sous sa dépendance. Il est bien débile et chétif pour déjà commander en maître : mais ses cris sont ceux de la douleur et du besoin ; jamais le bon cœur des mères ne refusa d'y obéir. N'avons-nous pas tous éprouvé leur touchant empressement à appaiser nos cris par de tendres caresses, à satisfaire à tous nos desirs? « Le premier état de l'homme, dit le cit. de Genève, est la misère et la faiblesse, ses premières voix sont la plainte et les pleurs ; l'enfant sent ses besoins et ne les peut satisfaire : il implore le secours d'autrui par des cris, s'il a faim ou soif il pleure, s'il souffre il pleure, etc. » (1). L'homme *infans* a donc une voix propre. Les anciens l'avaient remarquée, et ils semblent avoir eu pour but, comme l'observe judicieusement M. Buisson, en la désignant par un mot dont la terminaison est analogue à celle du *rugitus* du lion, du *barritus* de l'ours, d'indiquer le rapprochement qui existe entre l'homme imparfait et les animaux parfaits, entre le premier âge de celui-ci, et l'âge adulte des animaux.

2°. A mesure qu'il s'accroît et devient intelligent, l'homme change peu à peu de voix. Devenu adolescent, s'il a vécu parmi ses semblables, il aura acquis sa voix naturelle (1), et le *vagitus* qui en fut l'élément aura

---

(1) Rousseau, *Emile*, t. 1.

(2) Ce mot est aussi de M. Buisson, dont les idées lumineuses ont jeté un grand jour sur cette question.

disparu. Dans ce cas aussi l'exercice qu'il a donné à son larynx l'a rendu capable de produire par imitation des sons infiniment multipliés qui se retrouvent dans le plus grand nombre des individus, et dont les nuances sont inappréciables dans chacun d'eux. Nous ne pouvons donc, rigoureusement parlant, reconnaître de voix propre à l'homme adulte, élevé et vivant en société.

Que dirai-je du sauvage? Nous ne connaissons pas d'homme auquel ce mot puisse strictement s'appliquer. Donnerai-je ce nom à l'Algonquin, aux féroces habitans de la Nouvelle-Hollande, à ces Cheraquis qui habitent les rives du Mississipi? Qu'ils sont loin les uns et les autres de l'homme de la nature! Les voyageurs anglais (1) qui tout récemment ont décrit les usages barbares des premiers, nous parlent aussi de leurs associations, et M. Baudry Deslosières, qui les a vus, nous assure que les derniers sont réunis en peuplades (2) nombreuses qui reconnaissent des chefs, et viennent quelquefois dans les villes y échanger les produits de leur chasse contre des objets usuels. Ces hommes, que l'on appelle sauvages, vivent donc en société, et ne peuvent éclaircir la question qui nous occupe.

Quelques exemples d'hommes abandonnés au milieu des animaux jusqu'à l'âge adulte me semblent bien faits pour nous convaincre que notre voix est d'imitation et formée sur le modèle des sons que nous avons entendus. Tulpius nous raconte avoir vu à Amsterdam un homme qui avait été pris par des chasseurs dans les forêts de

---

(1) *Biblioth. britann.*, t.
(2) *Voyage à la Louisiane*. Paris.

l'Irlande. Il avait le regard farouche , la peau dure , et au lieu de la voix , le bêlement des brebis sauvages avec lesquelles il avait vécu. Ses organes paraissaient néanmoins parfaitement conformés (1).

Haller cite l'histoire d'un autre qui , élevé au milieu des ours en avait les cris (2). J'aurais pu n'aguère citer en ma faveur le prétendu Sauvage de l'Aveyron qui n'a pas de voix , comme on le sait , et sur le compte duquel on a été long-temps dans l'erreur ; mais M. Sicard vient de la dissiper en annonçant , dans une de ses dernières séances , que c'était un simple idiot.

Le seul sauvage que nous connaissions sous le rapport de la voix, c'est le sourd de naissance ; dans son bas âge il criait comme un autre, plus âgé il ne lui restera qu'un son léger et insignifiant qu'il laisse échapper sans réflexion et sans but : il n'a pu imiter des sons n'en ayant jamais entendu, et en devenant homme il est devenu absolument muet. Or si , d'un côté , l'homme perd à l'approche de l'adolescence le *vagitus ,* que nulle voix ne le remplace chez le sourd, qui cependant a des organes bien conformés , et seulement parce qu'il n'entend rien : si d'autre part l'enfant élevé loin du commerce des hommes, prend en grandissant la voix des animaux avec lesquels il cohabite , ne sommes-nous pas en droit d'en conclure que la voix native est exclusivement propre à l'enfance de tous les hommes et dans tous les lieux ; qu'au contraire la voix humaine naturelle est acquise (3) et le produit de l'édu-

---

(1) *Tulpii, Observat. medicæ. Amstelod.* lib. 4, cap. 10.

(2) *Elem. phys.* , lib. 9 , *de Voce ,* § xv.

(3) *Bonneti, sepulchretum, de Vitiis vocis et sermonis,*

cation? Ainsi le professeur Hallé énonce donc une grande vérité lorsqu'il dit que l'organe de la voix fait, pour ainsi dire, partie de celui de l'ouïe, en servant à la production du son par imitation de celui perçu par l'oreille (1).

§ III. *De la voix naturelle considérée dans les diverses époques de la vie.*

La voix de l'enfant réduite, comme nous l'avons vu, à quelques cris, expressions de ses besoins et de ses désirs, se forme et se modifie à mesure que par le progrès de l'âge son intelligence s'accroît. Il vient bientôt une époque brillante à laquelle, en rapport avec le développement des organes génitaux elle change tout-à-coup de timbre. Jusqu'à la puberté elle était également frêle et aiguë chez l'enfant des deux sexes, et rien en elle ne pouvait servir à les faire distinguer l'un de l'autre. Alors elle prend chez l'homme surtout un caractère de gravité qui annonce qu'il est maintenant propre à se reproduire (2). Ce changement, subordonné à l'état de la glotte, devait nécessairement être moins remarquable chez la femme.

---

sect. XXII, t. 1, p. 467. *Quemadmodum statua quoad materiam naturalis est, quoad formam artificialis, sic vox, loquelae materia à naturâ procedit, loquela atque idioma arte conficitur.*

(1) *Cours de Physique médicale*, an 10.

(2) Tout s'accroît par le temps, tout mûrit avec l'âge,
Chaque être a son objet, et, dans l'instant marqué,
Marche et touche à son but par le ciel indiqué.
    VOLTAIRE, *Essai sur les mœurs et l'esprit des nations*, t. 1.

Enfin je vois arriver la vieillesse , et l'homme approche de la fin de sa carrière , son organe cutané se durcit , ses sens se ferment aux impressions extérieures , et faute d'être excité par elles , le cerveau ne réagit plus avec énergie sur les muscles volontaires qui se dessèchent et contractent de la roideur : à cela tient évidemment la voix débile et cassée du vieillard (1).

§ IV. *Des variétés de la voix relatives à sa force et à sa faiblesse.*

Plusieurs conditions paraissent être requises pour la force de la voix. 1°. La première est une grande colonne d'air : or, comme un poumon volumineux est le plus propre à la fournir, il n'est pas étonnant qu'une forte voix accompagne ordinairement une large poitrine (2). Ceci nous explique pourquoi la voix est plus faible et plus difficile après les repas , lorsque l'estomac refoule en haut le diaphragme ; pourquoi la voix des phthisiques est si faible ; pourquoi enfin , la voix des oiseaux est si forte en raison de leur petite masse ; car on sait qu'outre que leurs os sont creux et remplis d'air , ils en ont encore un grand réservoir à la partie antérieure de la poitrine sous l'os de la lunette (3).

---

(1) Caligant oculi, sonus malè suscipit auris
    Deficiunt vires, vox ægrè faucibus exit ;
    Fitque senex iterùm puer.
              Anti-Lucret., lib. v.

(2) Cette remarque avait déjà été faite par Galien. Voyez les *Administ. anat.*, lib. 8, cap. 1.

(3) Vicq-d'Azir, *Mém. de l'Acad. des Sc.*, ann. 1779.

2°. L'étendue de la trachée influe bien manifestement sur la force de la voix. Le lion aux rugissemens formidables, à la voix forte et terrible, le bœuf, le héron, ont aussi de vastes trachées-artères (1).

3°. Il résulte des expériences du célèbre Bichat, que constamment la glotte se rétrécit, soit transversalement, soit d'avant en arrière dans la même proportion que la voix devient forte et éclatante ; qu'au contraire elle s'éloigne d'autant moins de l'état de relâchement où elle se trouve dans l'inspiration que la voix est plus faible. En effet, il ne suffisait pas pour une voix forte de la sortie d'une grande quantité d'air ; car elle a lieu dans le bâillement sans qu'aucun son soit entendu. Ici l'expérience a confirmé ce qu'indiquait la simple observation.

4°. Enfin la voix paraît gagner de l'intensité par la résonnance de son organe, et des diverses parties élastiques qui lui sont accessoires qui vibrent avec lui, et ajoutent leurs trémulations au son primitivement produit. Personne ne révoque en doute le retentissement du larynx : ne pourrait-on pas déduire de-là cette voix douce et mélodieuse de la femme, chez laquelle les cartilages ont plus de souplesse et d'étendue d'élasticité ? ceux de l'homme, plus denses, doivent osciller plus difficilement. On ne peut nier que la trachée plus ou moins élastique n'ait un effet assez marqué sur la voix. Ainsi elle est presque toute membraneuse dans le hérisson et le casoard, dont la voix est très-faible ; presqu'entièrement cartilagineuse au contraire dans le geai, le paon et le perroquet,

---

(1) Voyez, pour celle du lion, la description qu'en donne, d'après sa dissection, *T. Bartholin*, obs. XVII, ann. 1671.

qui ont une voix aussi forte que grave. J'ai dit précédemment ce qu'il fallait penser de l'influence de la voûte palatine, des fosses nasales, etc. je n'y reviendrai pas.

§ V. *De l'influence des organes génitaux sur la voix de l'homme.*

Les changemens que subit la voix à l'époque de la puberté tiennent évidemment aux rapports sympathiques qui existent entre les organes de la voix et ceux de la génération. Nous avons vu que, faible et aiguë tout le temps que ces organes informes et peu marqués restent dans le silence, elle devient rauque et inégale pendant un espace de temps assez long, après lequel elle se trouve plus assurée, plus grave et sonore à l'instant où le développement s'achève. Ce n'est qu'alors qu'elle acquiert toute sa force et sa perfection. Ce changement est moins sensible dans les filles que dans les garçons, parce qu'elles ont la voix naturellement plus aiguë. Je ne veux pas dire par là que chez elles la voix n'est nullement sous l'influence des organes génitaux : il serait facile de prouver le contraire ; ainsi nous savons que la femme lubrique a ordinairement une voix virile : la femme d'ailleurs n'a-t-elle pas une autre voix que la fille? Un aveugle reconnut par l'odorat que sa fille venait de cesser de l'être. Un père très-clairvoyant et ayant de bonnes oreilles, pourrait à plus forte raison faire cette remarque. Si le cou d'une jeune fille est plus gros le lendemain de ses noces, certes sa voix doit avoir éprouvé quelques changemens. Si avant la puberté une maladie funeste a nécessité la soustraction des organes sécréteurs du fluide seminal, la voix ne changera pas de caractère et conservera son acuité. Qui ne sait quel étrange abus on fait dans un pays voisin du nôtre de cette cruelle opération? On y dégrade les hommes ; des pères barbares consentent pour de l'argent à laisser mutiler leur fils ; ils permettent qu'on les frustre de leur plus belle prérogative, pour donner ensuite aux riches le triste plaisir de les entendre chanter avec des voix féminines (1). Des philosophes éloquens se sont récriés avec énergie contre cet outrage fait à l'humanité : par quelle fatalité n'ont-ils pas encore été écoutés? Gloire au siècle qui opérera cette heureuse réforme !

Déjà elle est opérée dans la République italienne, graces à la philantropie du héros pacificateur de l'Europe. Ce génie à la bienfaisance duquel rien n'échappe, a provoqué une loi salutaire qui inflige les peines les plus graves contre ceux qui se rendraient coupables de l'émasculation.

Conrad Amman, qui ne connaissait pas les variations d'état qu'éprouve la glotte, avait attribué tous les changemens qu'il remarquait dans la voix, à ce que les cartilages du larynx acquéraient de la force et de la solidité, en même temps qu'ils augmentaient en étendue (2). Les garçons, il est vrai, chez lesquels le larynx et la masse générale des os ne subissent à l'époque de la puberté qu'une légère altération, conservent toujours une voix efféminée. Il expliquait par là pourquoi ceux que l'on a faits eunuques avant la puberté, conservent toujours une voix aiguë :

---

(1) « Ainsi, dit Tourtelle, on ensevelit leur postérité » dans une ariette ou une cantate ». Voy. *Elém. d'Hygiène*, t. 1.

(2) *Conradi Amman, de Loquelâ.*

pourquoi encore nous distinguons ordinairement à la voix les enfans d'avec les femmes adultes, quoiqu'elle soit également aiguë chez les uns et les autres : celle des premiers est plus faible à cause de la mollesse des cartilages.

§ VI. *De l'influence des organes génitaux sur la voix des animaux.*

La voix, considérée chez les animaux, semble tenir plus immédiatement encore à l'état des organes de la génération : ainsi il en est qui, comme la grenouille verte, ne chantent que lorsqu'au besoin ils joignent la faculté de se reproduire (1). Ce croassement que nous font entendre les grenouilles aquatiques, n'est que le cri du mâle qui invite la femelle à l'accouplement. Tous les quadrupèdes ont aussi dans ce moment un son de voix particulier. Aristote avait déjà observé que dans toutes les espèces, le temps où les oiseaux chantent le plus est celui où le besoin de la reproduction les rapproche (2) (3). C'est dans la saison des amours surtout que chantent la caille et la perdrix ; c'est alors aussi que roucoulent la fidèle colombe et la tendre tourterelle. Si l'oiseau est encore jeune lors de la

---

(1) Rœsel, *vom Laubfrosche.*

(2) Aristote, *Hist. des anim.*, liv. 4, art. 9. Si on rit de de sa philosophie, il n'en est point de même de son Histoire naturelle, et certes j'ai bien pu citer l'homme dont les Buffon, les Cuvier ne parlent qu'avec respect et vénération.

(3) Lucrèce dit, dans son invocation à Vénus :

Æriæ primùm volures te, diva tuum que,
Significant initum, percussa corda tuâ vi.

castration, l'âge ne lui apporte aucune des facultés qui en sont l'attribut : s'il a déjà pris son accroissement, il ne chante plus et ne cherche plus la femelle. Le coq nous fournit dans nos basses-cours un moyen facile de constater ce fait. Le bœuf ne beugle plus comme faisait auparavant le taureau. La castration change aussi la voix des quadrupèdes mâles en celle de leurs femelles. Qu'on ne me dise pas que cet effet est un résultat analogue à celui que cette opération apporte dans les autres fonctions. Le cheval, le chat, etc. , viendraient prouver le contraire ; effectivement nous savons que ces animaux étant châtrés jeunes, deviennent plus grands et plus beaux que s'ils étaient demeurés entiers. Or, si la castration, qui empêche le développement de l'organe vocal, contribue au contraire à celui des autres parties de l'animal, nous ne pouvons reconnaître identité de cause là où nous observons opposition d'effets ; nous sommes forcés d'admettre une liaison immédiate entre la voix et les organes de la génération (1), et dès-lors je me crois fondé à conclure que, comme je le disais, paragraphe Ier. , la voix des animaux se rapporte surtout aux besoins de la reproduction.

SECTION DEUXIÈME.

Du Chant.

Le chant, expression animée du sentiment et des passions, est formé dans le larynx comme la voix dont il est la

---

(1) La voix des animaux n'est point sous la dépendance de l'ouïe, comme la nôtre ; et l'animal né sourd en jouit aussi bien que les autres.

modification la plus simple. Il consiste dans le passage soutenu et harmonique des sons vocaux du ton grave à l'aigu, et de celui-ci au grave avec des intervalles appréciables. De tous les animaux, l'oiseau est le seul qui jouisse du chant. Il est particulier à chaque espèce, et dépendant immédiatement de son organisation : il suit, dans son origine et son perfectionnement, les progrès de l'accroissement de l'individu. Le linot, le chardonneret nourris dans nos appartemens, et qui n'auront jamais entendu que la voix de la petite fille qui leur donnait à manger, chanteront comme ceux qui auront été élevés par leur mère dans nos jardins.

Il n'en est point ainsi de l'homme, auquel on ne peut assigner de chant caractéristique de son espèce. On ne le remarque pas chez les hommes abandonnés dans les foréts, et y vivant au milieu des animaux qui les peuplent (1). Le sourd de naissance en est aussi privé parce qu'il ne peut entendre ; et nous avons vu plus haut que chez nous, produire des sons, supposait la faculté de les entendre. Mais est-on, d'après cela, autorisé à penser avec Rousseau que c'est en copiant l'oiseau que l'homme apprit à chanter? Non, sans doute : c'est en vivant avec les hommes que l'enfant devient homme et acquiert tous les merveilleux attributs de son espèce : son gosier très-flexible se plie à toutes les modifications possibles : il parvient même à

____

(1) Je sais qu'il n'est point de nation, même barbare, chez laquelle le chant ne soit en usage. Il existe en Ethiopie, dans le Groënland, chez les habitans de la Californie, du Canada, du Kamtschatka, etc., mais ces hommes vivent tous en société.

imiter la voix de plusieurs animaux et le chant de beaucoup d'oiseaux. L'homme apprend donc à chanter comme à parler, et l'un et l'autre doivent être comptés parmi les plus précieux résultats de l'état social.

La voix chantante peut offrir différentes qualités : je vais dire un mot de chacune d'elles.

1°. La voix forte se compose de sons pleins et bruyans : nous avons vu précédemment ce à quoi elle tient.

2°. On appelle grande celle qui a beaucoup d'étendue : elle me paraît dépendre de la bonne conformation, des poumons, et surtout de l'exercice fréquent, et dès le plus bas âge, de l'organe vocal. Ce qui prouve combien l'exercice contribue à augmenter la force et l'étendue de la voix, c'est celle de la voix des harengères, dont les cris ordinairement désagréables pénètrent jusqu'aux étages les plus élevés : c'est par la même raison que la grosse voix des charretiers a passé en proverbe.

3°. Une belle voix est celle qui produit des sons nets, justes et bien harmonieux, c'est celle que les deux parties du larynx produisent à un degré égal : elle a lieu lorsque les vibrations d'un côté exactement semblables, par leur nombre, leur force et leur durée, à celles du côté opposé, se confondent avec elles pour produire le même son. Il faut ajouter à cela une bonne conformation de la bouche et des fosses nasales.

4°. La voix est pleine quand elle résonne également bien dans l'un et l'autre canal extérieur.

5°. En observant ce qui se passe chez ceux qui chantent en fausset, on voit que le larynx s'élève manifestement, entraîne avec lui la trachée-artère, qui se trouve ainsi allongée et rétrécie, ce qui doit accélérer le passage de l'air qui la traverse ; il résulte de cette disposition que le son ne peut enfiler que la route du nez, et non celle de la bouche : par-là la voix est plus faible sans être désagréable.

6°. La voix fausse est celle qui n'entonne pas juste le ton que l'on desire. On peut la rapporter au défaut de symétrie du larynx, à l'inégale constitution des lèvres de la glotte et au défaut d'habitude : l'une fait peut-être la moitié d'un ton, l'autre la moitié d'un autre, et l'effet résultant n'est ni l'un ni l'autre. Remarquons aussi que les personnes nées avec une inégale sensibilité dans les deux oreilles, ont l'oreille et la voix fausses : entendant faux, elles doivent nécessairement chanter faux. Maintenant, si on demande pourquoi la même voix, agréable chez une personne qui parle, cesse de l'être lorsqu'elle chante, et au contraire ; en voici la raison très-probable : il suffit, pour la production de la voix articulée, du mouvement de la glotte, pendant lequel le larynx est fixe. Le chant, au contraire, est accompagné de l'élévation et de l'abaissement alternatifs du larynx, qui est comme balancé entre ses muscles élévateurs et abaisseurs. Les tremblemens des cadences paraissent se faire par des changemens très-prestes et peu étendus de l'ouverture de la glotte. Si donc les tremblemens généraux, qui doivent être imperceptibles dans le chant, sont trop marqués ou irréguliers, ils choqueront l'oreille, tandis que les mouvemens de la glotte pourront s'exécuter de manière à produire des sons qui plaisent. Il est clair que puisque la voix modulée ou le chant, et la voix articulée ou la parole dépendent de phénomènes organiques différens, l'agrément ou le désagrément de l'un par rapport à l'oreille n'entraine pas nécessairement celui de l'autre. Si aux faits que je viens d'énoncer j'ajoute quelques réflexions, on concevra aisément pourquoi le chant fatigue beaucoup plus que la parole. En même temps que le larynx s'élève et s'abaisse, on remarque l'allongement et le raccourcissement du cou et de la trachée-artère auxquels correspondent des inspirations et expirations qui s'enchaînent avec plus ou moins de fréquence, et quelquefois avec lenteur. Souvent les dernières sont brusques et précipitées, ou bien très-longues; et alors, outre le diaphragme, elles mettent encore en jeu les muscles du bas-ventre; ainsi le chant exigeant dans tous les cas des mouvemens et des efforts plus pénibles que la parole, il n'y a rien là d'étonnant, si nous pouvons parler pendant un temps plus long que nous ne chanterions.

Deux voix de même étendue peuvent bien n'avoir pas le même diapason: l'une peut être plus haute, et l'autre plus basse, ce qui forme le caractère particulier de chacune. Tous les diapasons réunis forment à-peu-près l'étendue de trois octaves, que l'on a divisées en quatre parties, dont trois, la basse, la taille et la haute-contre appartiennent aux voix graves; la quatrième, ou le dessus, appartient aux voix aigües. C'est sur cette division qu'est fondée la distinction des voix en deux genres. 1°. Les voix graves ou masculines, 2°. les voix aigües ou féminines : les premières sont celles des hommes adultes. Remarquons, relativement à la couleur des cheveux et à la présence ou à l'absence de la barbe, que les hommes blonds et les imberbes ont rarement une voix très-mâle. Au contraire une voix forte accompagne presque toujours une barbe épaisse. En général ce sont les hommes velus et d'un embonpoint médiocre qui sont chantres dans les églises ; et sur la scène les hommes gros et à vastes épaules fournissent le plus volontiers les basses-tailles : c'est aux femmes que les voix aiguës ont été départies. La différence des unes et des autres est à-peu-près d'une octave : les enfans et les eunuques chantent presque sur le même ton que les femmes, et les hommes peuvent aussi s'en rapprocher s'ils chantent en fausset. Il est des gosiers très-flexibles qui peuvent en chantant parcourir presque tous les degrés de l'échelle harmonique. Tel était celui de ce Legros, dont la voix naturelle allait jusqu'au plus bas de la taille, et dont le fausset montait aussi haut que le second dessus (1).

Nous avons deux sortes de chants bien distincts :

1°. L'un, qui n'est que la voix modulée, résulte de l'imitation paisible et artificielle des accens de la voix passionnée ou des cris et des plaintes affectés aux diverses situations de notre ame. Il est de tous les pays et entendu par tous les hommes, parce que les cris et les plaintes, premières expressions de nos sensations, sont les mêmes pour tous les peuples, et dans tous les climats. Voilà pourquoi la musique, qui n'est autre chose que l'art d'exprimer ces cris avec mélodie ou de les transformer en sons harmonieux, est, comme l'a dit un physiologiste recommandable, la vraie langue universelle (2).

2°. Le chant peut aussi être accompagné de la pa-

---

(1) Dodart, *Mém. de l'Acad. des Sc.*, ann. 1706.
(2) Lecat, *OEuvres physiologiques, Théorie de l'Ouïe*, p. 303.

role. J'ai placé celui-ci en second lieu, parce qu'il me semble qu'il n'a dû venir qu'après l'autre. Il fallait pour qu'il prît naissance, trouver des mots qui exprimassent les sensations ; il a donc été consécutif à la formation des langues. Mais comme les mots sont de convention, et que chaque nation a fait à cet égard ses conventions particulières, ce chant ne peut être entendu que des gens qui connaissent la langue dont il emploie les mots. Le chant fut d'abord affecté à l'expression des passions gaies, parce qu'il était très-propre à peindre avec énergie ces sentimens vifs et tumultueux qui agitent l'ame dans le plaisir et la joie : l'amour en fit bientôt l'expression de la tendresse : les hommes s'en servirent ensuite dans leurs cultes pour rendre hommage à l'Être-suprême (1), et les flatteurs pour chanter la louange des chefs des nations. Telles ont été, suivant le philosophe génevois, les principales sources de la musique et de la poésie (2).

Suivant Grétry (3), on peut regarder la musique comme un thermomètre qui fait apprécier le degré de sensibilité de chaque peuple selon le climat qu'il habite. Je suis totalement de son avis, et je crois même que sa remarque pourrait s'appliquer avec autant de justesse aux divers individus : mais sans m'y arrêter, je vais le suivre

---

(1) Je ne prétends pas fixer ici quel fut le premier usage auquel le chant fut employé : mes connaissances ne vont pas jusque là. Je sais bien cependant que le vieux Enos commença le premier à chanter les louanges de Dieu ; que Moyse et les enfans d'Israël chantèrent un cantique après le passage de la mer Rouge. *Génèse*, 4.

(2) Rousseau, *Dictionn. de musique.*

(3) *Essai sur la musique.*

dans quelques considérations qui ne me semblent pas déplacées ici.

« Les mœurs et la nature du Gouvernement doivent influer sur l'accent de la langue, et du chant qui en est l'imitation ; mais ces causes fécondes ne peuvent détruire l'influence du climat.

» Le chant, et surtout la manière de chanter des Italiens, est passionné et voluptueux ; les sons toujours portés, soutenus, diminués, enflés, etc. une sorte de gémissement ou soupir commence et finit chaque phrase musicale. Voilà quelles seront toujours les inflexions des climats brûlans.

» La France jouit d'un climat tempéré, aussi la mélodie des Français s'exhale en gaîté, en petits airs, et ils ne chantent jamais qu'ils n'aient envie de danser.

» La mélodie des Allemands n'a rien de la gaîté, de l'amabilité de celle des Français, quoiqu'ils en soient voisins ; elle a plutôt une partie des accens, de la mélodie italienne. A cause de son climat tempéré, le Français est également propre à l'harmonie et à la mélodie. Le climat froid des Allemands les rend très-disposés à la forte harmonie. Les Italiens sont au contraire très-propres à la mélodie. La mélodie est donc le partage de la sensibilité produite par l'influence d'un soleil ardent, et l'harmonie mâle et nerveuse est celui des hommes robustes du Nord.

» L'harmonie est le vêtement du chant. La pure mélodie est le miroir de la douceur, de la pudeur par caractère. Le chant italien est plein de chaleur, il va presque nud : celui des autres nations se charge d'habits à mesure qu'il est plus froid ».

SECTION TROISIÈME.

De la Parole.

S'il existe un caractère bien saillant au moyen duquel on puisse classer l'homme sans confusion, s'il est une ligne de démarcation bien tranchée qui le sépare des autres animaux, c'est assurément la parole qui les fournit. En effet, l'homme seul est doué de la faculté d'exprimer des pensées, et la parole consiste dans l'exercice de cette faculté. Afin d'être le moins obscur qu'il me sera possible, je vais considérer abstractivement la prononciation et la parole.

§ I. *De la Prononciation.*

La prononciation appartient éminemment à l'homme ; ce n'est autre chose que l'usage de divers sons pour exprimer avec la bouche des lettres, des syllabes et des mots, ce qui se nomme aussi *articuler*. De cette définition il suit que la voix simple fournit la matière de l'articulation, et que sans elle celle-ci n'aurait jamais lieu ; mais seule elle est insuffisante pour sa production, qui requiert l'exacte conformation de la bouche et des diverses parties qu'elle renferme ; car prononcer, c'est modifier les sons par le mouvement de la langue qui frappe contre le palais ou contre les dents, et par celui des lèvres qui s'appliquent l'une contre l'autre.

Ayant eu précédemment occasion de décrire ces parties, il ne me reste plus ici qu'à examiner succinctement l'importance dont chacune est à la prononciation.

1°. La langue est l'agent principal de l'articulation : aussi Démocrite l'appelait-il (1) *sermonis mater lingua, animæ nuntius*. Les vices de conformation, et les altérations morbides de la langue y apportent des dérangemens manifestes. Néanmoins quelques opérations chirurgicales et l'habitude d'un exercice soutenu peuvent remédier, au moins en grande partie, au plus grand nombre. Le professeur Boyer, qui emporta dans l'été de l'an 9 un bouton chancreux à la pointe de la langue, y fit un point de suture avec succès : la prononciation n'en souffrit pas. Marc-Aurèle-Severin (2) a répété les préceptes donnés par l'immortel Paré sur la suture de la langue divisée en long ou en travers : celui-ci raisonnait d'après sa propre expérience. Ce qui est plus surprenant encore, c'est que des personnes nées sans langue, ou même nées parfaitement constituées, qui, parvenues à un certain âge, perdirent cet organe, aient recouvré l'usage de la parole. Telle fut cette petite fille dont un chirurgien de Saumur nous a laissé l'histoire, qui ayant perdu sa langue par une pourriture, suite de la petite-vérole, fut guérie et parla ensuite très-distinctement (3). Telle fut encore celle de quatre ans à laquelle une gangrène sèche détruisit la langue en totalité, et qui put

---

(1) *De naturâ humanâ.*

(2) *De efficaci Medicinâ*, cap. 126, *de sectionibus.* Il conseille de l'envelopper dans un linge blanc. *Ne lubricitate suâ elabatur.*

(3) Jacques Rolland, *Anglossostomographie.* Saumur, 1627.

(62)

ensuite articuler les mots le plus difficiles et chanter assez bien (1). L'illustre secrétaire del'Académie de Chirurgie rapporte plusieurs cas/semblables (2). M. de Jussieu dit avoir visité à Lisbonne unefille âgée de quinze ans , née sans langue, et qui s'acquittait bien de toutes les fonctions que cet organe est censé exercer exclusivement (3). Je n'accumulerai pas les citations : un fait bien constaté prouve autant que cent autres , et je dois désespérer de convaincre les personnes qui ont encore quelques doutes sur la possibilité de parler sans langue (4).

2°. Le palais est une des parties les plus indispensables à la prononciation , puisque la langue a besoin de s'appliquer contre lui pour articuler un grand nombre

(1) *Transactions philosophiques de la Société royale de Londres*, an 1742, n°. 461.

(2) *Mémoires de l'Académie de Chirurgie*, t. 14. M. Louis en tire cette conséquence encourageante pour les Chirurgiens, « que dans les vieux ulcères de mauvais caractère à la langue, » dans les tumeurs cancéreuses de cet organe, les praticiens » ne devraient pas balancer à faire l'excision de la portion » incurable, puisqu'elle ne donne lieu à aucun accident fâ- » cheux, et n'entraîne pas de suite funeste ».

(3) *Mémoires de l'Académie des sciences*, ann. 1718.

(4) Je n'ose citer Horstius, qui raconte avoir vu un enfant auquel la pourriture, suite de la petite-vérole, avait totalement détruit la langue, qui, six mois après, s'était totalement régénérée : alors la prononciation était revenue (Voyez *H[...]i opera*, t. 3). Ce fait est inadmissible dans l'état actuel de nos connaissances, et me semble pouvoir se ranger à côté de l'histoire de la dent d'or qu'un Horstius publia en 1595.

de lettres. S'il est trop concave il viciera la voix, parce que la langue ne pourra l'atteindre. Quand l'écartement des os maxillaires accompagne le bec de lièvre, ou lorsque la perte d'une portion de la voûte palatine laisse un passage ouvert entre la bouche et les narines, la voix est peu sonore et l'articulation difficile (1) : de là l'imparfaite prononciation des palatines (2).

3°. La luette contribue peu à la voix ; elle ne se trouve guères que dans l'homme et le singe, et manque au très-grand nombre des animaux. Si elle est plus grande du double que dans l'état ordinaire, elle produit la voix buccale en empêchant le passage des sons par les fosses nasales. Ses excès en moins paraissent être peu nuisibles, bien que ce ne soit point là l'avis du célèbre Paré (3), et quoique plus récemment Storck ait remarqué que plusieurs enfans auxquels la luette avait été réséquée avaient la voix obscure (4) (5). Ces cas doivent

---

(1) *OEuvres chirurgicales de Desault*, par Bichat, t. 1.

(2) Amatus le Portugais est, je crois, le premier qui, ayant observé une ouverture à la voûte palatine, suite de *syphilis*, laquelle causait la perte de la parole, eut l'idée de l'obstruer au moyen d'un clou d'or à tête large, ayant à sa partie inférieure un œil qu'il traversa d'une éponge. Voyez *centur.* 5, *curat.* 14.

(3) *Paré*, liv. 3 de l'*Anatomie*, chap. 14. Il dit : « qu'elle » résonant le son est articulé et formé de la langue, en quoi » ladite partie n'appert avoir petit usage, veu q   voit » par expérience que ceux auxquels cette partie est corrom- » pue, iceux ont non-seulement la voie viciée, etc. ».

(4) Stork, *Kinderkrankheiten*.

(5) D. Salom. Braun, *Ephémér. german.*, anno 4 et 5,

être rares. Je connais, pour ne citer qu'un fait, un
élève des plus distingués de l'Ecole de Médecine, auquel le professeur Boyer fit, il y a deux ans, la section
de la luette, et qui a continué à prononcer avec autant
de netteté qu'auparavant (1).

4°. On sera convaincu de la nécessité des dents pour
l'articulation, si on fait attention que les enfans ne
parlent pas tant qu'ils en sont dépourvus, et que lorsque les vieillards les ont perdues, ils ne peuvent plus
que balbutier, et sous ce rapport ils tombent en enfance.
Nous verrons que beaucoup de lettres ne se prononcent
que quand la langue vient frapper les dents, surtout les
antérieures. Aussi l'art est-il appelé à réparer les désordres qu'entraîne leur chute en leur substituant des
rateliers artificiels.

5°. Le mouvement des lèvres ne mérite pas moins
de considération que les parties précitées : il varie dans
l'articulation des diverses lettres. Cela est si vrai et si
bien connu, que là-dessus repose une partie de l'enseignement du sourd-muet. Gaspard Scott a connu en
Sicile un jésuite très-savant qui était totalement sourd,
et qui au seul mouvement des lèvres entendait tout ce que
voulaient lui dire les frères, et même les étrangers avec

---

ait : *Hominem quoque novi, qui amissam ex morbo uvu-
lam, quamvis nulla vicinarum partium fuerit lœsa nun-
quàm tamen deindè potuit voces articulatas proferre ;
praesertim ubi ex litteris quae in gutture formari solent,
et gutturales vocantur vox quaedam constabat,* etc.

(1) Voyez encore la *Médecine opératoire* du professeur
Sabatier.

lesquels il se trouvait (1). J'aurai occasion dans la suite de parler des ventriloques et je ferai voir alors que le jeu des lèvres n'est pas absolument indispensable pour la prononciation. Nous remarquerons encore, avec les physionomistes, que les lèvres petites et pincées annoncent la pétulence des paroles et la malice : au contraire, on trouve ordinairement un grand fonds de bonté , et peu de penchant à la vocifération, chez les personnes qui ont de grosses lèvres.

6°. Le mouvement de la mâchoire inférieure contribue aussi à l'articulation, et cela est si évident que je croirais superflu de m'y arrêter.

J'ai dit plus haut que prononcer c'était former des mots ; or les mots sont composés de syllabes, celles-ci de lettres , et chacune d'elles indique la valeur du son qu'elle représente. Les lettres ont été distinguées en voyelles et en consonnes. Les premières consistent en des expirations faciles, premières expressions du sentiment ; elles sont, pour ainsi dire, le cri de la nature : on les retrouve dans la voix des sauvages les plus éloignés de nous ; peut-être même pourrait-on les reconnaître dans les cris de quelques animaux. Leur consonnance varie en raison de l'organe supérieur au larynx qui contribue surtout à les produire ; l'*a*, l'*e*, l'*i* et l'*u* paraissent se former dans le pharynx , tandis que l'*o* n'est prononcé que dans la bouche ; et c'est sans doute parce que ces organes sont différemment disposés dans les divers animaux, que nous pouvons reconnaître l'*a* dans le

---

(1) Voyez *Dissertatio de Voce articulatâ argentorati.* Ann. 1672.

cri du canard, l'*i* dans celui du coq, l'*ai* dans le bêlé-
ment du mouton, *i·a* dans celui de l'âne, etc.

Les consonnes sont destinées à unir les unes aux autres
les voyelles pour en former des mots : elles se prononcent
plus difficilement et exigent plus d'effort de la part de
nos organes ; aussi ce sont les voyelles que notre oreille
aime le mieux entendre. Qui pourrait ne pas admirer ici
la sage bienveillance de la bonne nature ! elle s'est plu
à faire consister le plaisir d'un sens dans l'exercice facile
et modéré d'un autre organe. On sait que les langues qui
admettent le plus de voyelles sont les plus harmonieuses.
C'est sous ce rapport que parmi les anciennes on place au
premier rang la grecque (1) , puis la latine ; que le russe,
le polonais et l'italien sont de toutes les langues vivantes
les plus agréables ; la langue espagnole est plutôt majes-
tueuse que gracieuse : on range ensuite la française, l'an-
glaise et l'allemande. Je remarquerai, à cet égard, que
dans le nombre des peuples allemands tous n'ont pas, à
beaucoup près, le même idiôme : chez le Hongrois tous
les sons articulés paraissent sortir avec peine de la gorge,
et forment une prononciation rude et désagréable, tandis
que chez les Bohémiens il semble que le nez leur donne

(1) On peut s'en rapporter au jugement de l'historien de
la Grèce. Voici ce qu'il fait dire au philosophe d'Athènes :
« La langue que nous parlons paraît être l'ouvrage des graces.
» Quelle douceur ! quelle richesse ! quelle harmonie ! Fidèle
» interprète de l'esprit et du cœur, en même temps que par
» l'abondance et la hardiesse de ses expressions elle suffit à
» toutes nos idées , et sait au besoin les revêtir de couleurs
» brillantes ; sa mélodie fait couler la persuasion dans nos
» ames ». *Voyage du jeune Anacharsis*, t. 3, ch. xxvi.

seul passage ; aussi dit-on vulgairement, que pour sou-
haiter le bonjour, le Bohémien éternue.

La réunion des voyelles et des consonnes compose l'alphabet, qui n'est pas le même pour toutes les nations.
Ce serait sortir de mon sujet que d'en rechercher les différences ; je me bornerai à l'examen de celui adopté par les
grammairiens français, et de suite je passe à ses subdi-
visions.

Les voyelles sont *a*, *e*, *i*, *o*, *u*, auxquelles il faudrait
ajouter les diphtongues *ai*, *eu*, *ou*, etc. Les allemands
ont de plus l'*y* (upsilon) et les voyelles adoucies *œ*, *oe*, *ue*.

Les semi-voyelles sont ou nasales, *m*, *n* ; ou orales, *r*, *l*.

Les consonnes sont divisées en sifflantes, *c*, *f*, *g*, *h*,
ch, *j*, *ph*, *s*, *v*, *x*, *z* ; et en explosives, *b*, *d*, *k*, *p*, *q*, *t*.

Comme nous ne pourrions, dans la suite, reconnaître
les causes des vices de la prononciation, ni à plus forte
raison découvrir les moyens d'y remédier, si nous n'a-
vions une idée exacte de son exercice dans l'état sain, je
vais, au risque d'être placé à côté de M. Jourdain par un
autre Molière, m'occuper brièvement de l'articulation de
toutes nos lettres.

L'*a* gémit, admire ; il témoigne l'étonnement, une
frayeur subite, une joie soudaine, et une plainte doulou-
reuse, surtout s'il est réuni à l'*i* : *ai*. Il se forme lorsque la
voix étant produite, les lèvres sont écartées, et la langue
horizontalement suspendue au milieu de la bouche ; quoiqu'il puisse se faire entendre, la langue étant approchée
des gencives et appuyée sur les dents.

L'*e* est souvent l'expression du rire : dans les langues
antiques il fut celle de l'existence. L'ouverture de la
bouche présente alors un canal plus étroit, les côtés de la

langue sont élevés ou totalement appliqués contre les dents supérieures, et sa pointe est modérément éloignée des dents.

L'*i* est surtout affecté au rire ; dans la langue latine, il indique un mouvement progressif ; pour le produire il faut rendre encore plus étroit le canal formé par le palais et la langue ; les lèvres sont aussi moins écartées, et les côtés de la langue touchent les premières dents molaires, sa pointe se recourbe un peu au-dessus des dents antérieures-inférieures.

L'*o* peut, comme les autres voyelles, être l'expression du rire et de l'admiration, ou bien il repousse, et quelquefois il arrête. La disposition des organes est à-peu-près la même que pour l'*a*, les lèvres sont plus prononcées en avant, et elles offrent dans leur contour la figure de cette voyelle.

L'*u* marque le dédain, le mépris. Il exige plus de rapprochement dans les lèvres que l'*o*, plus de saillie antérieurement, et une moindre ouverture de la bouche.

Semi-voyelles nasales.

L'*m* se prononce les lèvres étant presque en contact, de telle sorte que la voix sort par les narines, et que les ailes du nez éprouvent un léger tremblement. Le mouvement de la langue n'y est pas nécessaire, aussi est-elle une des premières lettres que les enfans articulent. De-là le *mama* commun aux enfans de presque tous les pays.

Pour l'*n* les lèvres ne sont pas rapprochées, mais la pointe de la langue est appliquée contre le palais, et la voix, en sortant par les narines, produit le même tintement que pour l'*m*.

Semi-voyelles orales.

L'*l* exige que la langue soit élevée et rapprochée du palais, pendant que ses côtés sont déprimés.

L'*r* n'en diffère que par des trémulations plus marquées et accélérées de la pointe de la langue ; c'est pourquoi elle est difficilement prononcée par ceux qui ont la langue trop pesante ou les muscles trop faibles pour la mouvoir avec célérité, pourquoi les enfans ne peuvent guères la prononcer avant leur dixième année, et jusques-là la remplacent par *l*.

Consonnes.

Le nombre des consonnes toujours plus considérable que celui des voyelles, est aussi plus variable ; ainsi parmi les langues européennes, pour ne parler que de celles-là, nous voyons que les Suisses ont un *ch*, les Espagnols un *j* ou *gota*, qui se prononcent du gosier, les Allemands un *sch*, qui fait le désespoir des Français : chez les Anglais c'est le *th*.

Il suffit pour avoir le *c*, de chasser le son avec force, après avoir appliqué la pointe de la langue sur le palais et contre les dents antérieures et supérieures.

L'*f* se prononce, la lèvre inférieure étant appliquée contre les dents supérieures, et laissant entre elles une petite fente par laquelle s'échappe l'air.

Il suffit d'une légère expiration pour le *g*, et de l'application de la langue contre le palais. Cette lettre est durement prononcée du gosier et des fosses nasales en quelques lieux de l'Allemagne ; en Saxe, au contraire, c'est un doux *iota*.

L'*h* mérite à peine le nom de consonne ; il se forme comme l'*a* suivi de la consonnance *ch*.

Le *j* consonne, se prononce à-peu-près comme le *g*, seulement un peu plus doucement.

L'*s* a lieu par le rapprochement de la langue de la partie antérieure du palais, ses côtés étant appliqués sur les dents inférieures, et sa pointe sur les premières de la mâchoire supérieure, de manière à offrir à l'air un étroit et large espace.

Le *v* sera prononcé si, la lèvre inférieure étant rapprochée des dents supérieures, on produit un son en l'en écartant modérément. C'est la même prononciation pour le *w* des Allemands, qui ont de plus que nous le *v faou*, qui a le son de l'*f*.

L'*x* est composé de l'*i*, du *k* et de l'*s*.

Le *z* ne diffère de l'*s* qu'en ce qu'il se prononce plus mollement.

Consonnes explosives.

Le *b* se distingue du *v* en ce qu'il exige des lèvres soigneusement rapprochées, et plus éloignées un peu après ; il peut être articulé par les lèvres seules, lorsque l'enfant ne sait pas encore diriger sa langue : de-là le *baba* de quelques enfans. On a donc eu des raisons pour placer cette lettre à la tête des consonnes.

Le *d* sera produit si, la bouche étant ouverte, la lèvre et la mâchoire inférieure s'abaissent, qu'ensuite la pointe de la langue, appliquée sur le palais ou sur les dents antérieures, s'en éloigne avec prestesse.

Le *k* résulte de l'expulsion violente de l'air comprimé entre le palais et la partie moyenne de la langue. C'est de la même manière que le *q* se prononce.

Le *p* veut que les lèvres soient très-appliquées l'une contre l'autre, et qu'elles s'écartent plus violemment et avec une explosion plus forte que pour le *b*.

Le *t* exige le même mécanisme que le *d*; seulement il s'articule plus fortement. La différence est moindre dans la langue allemande, dans laquelle la prononciation les confond souvent.

Il semblerait, d'après ce que je viens d'exposer, que la bonne conformation de nos organes est une condition sans laquelle la prononciation ne saurait avoir lieu. Cependant il n'en est point ainsi; ce que j'ai dit des vices de nos organes a pu déjà le faire penser, mais l'observation journalière peut nous en convaincre. Tout le monde sait que plusieurs animaux parviennent à prononcer assez distinctement un certain nombre de mots, et on remarquera que c'est surtout parmi les oiseaux (1) qu'on les trouve, quoique, de tous les animaux, ce soient ceux dont l'organe vocal s'éloigne le plus du nôtre (2). Pour obtenir cela d'eux, il ne faut

---

(1) Ce sont principalement les perroquets, les pies, les corbeaux, les étourneaux, etc.

Pline raconte que les fils de Claude César et d'Agrippine avaient des rossignols et un étourneau instruits à parler grec et latin, et il ajoute : « *Praetereà meditantes in diem, et assiduè nova loquentes* ». *Cui fidas vide?* lib. **x**, cap. **XLII.**

\ (2) Leibnitz parle d'un chien auquel on avait appris à prononcer quelques mots allemands et français. Un patriote brabançon, réfugié à Béthune en 1789, avait un chien qui prononçait plusieurs mots faciles à entendre. Je tiens ce fait de M. le professeur Percy.

que les séparer de leurs semblables , lorsqu'ils sont encore jeunes , et leur prononcer souvent les mots. Ces sons , portés long-temps à leurs oreilles , sont perçus par eux , et bientôt ils s'habituent à les répéter. On sent bien qu'ils ne peuvent en apprendre qu'un certain nombre ; arrivés à ce terme ils ne passent jamais outre , et répètent sans cesse les mots qu'ils ont entendus et qui leur tiennent lieu de leur chant.

De même que l'oiseau , l'homme a besoin d'entendre articuler des mots pour apprendre à prononcer : il y a néanmoins entre eux cette grande différence que l'oiseau ne fait toujours que répéter des mots qu'il a entendus et auxquels il n'attache aucune idée , tandis que l'homme n'apprend à prononcer qu'en apprenant à parler. Ainsi , quoique ces deux mots , prononciation et parole , n'expriment à son égard qu'une seule faculté , qu'un seul et même acte, j'ai pu isoler ce qui a rapport à chacun d'eux , pour mieux montrer encore l'intervalle immense qui sépare l'homme des animaux.

§ II. *De la Parole.*

Nous avons vu que l'homme partageait avec quelques animaux la faculté de prononcer : il n'en est point ainsi de celle de parler. L'homme , cette espèce privilégiée douée exclusivement de la pensée , jouit seul du pouvoir de la communiquer à ses semblables au moyen de la parole , qui en est l'expression sonore (1), et toujours il parle quand

---

(1) La parole , suivant l'ingénieuse idée de M. Sicard , n'est autre chose que des signes parlés ; c'est une écriture

(73)

il prononce. L'animal au contraire ne peut jamais, comme je viens de le dire, que répéter des mots comme un écho ou une machine artificielle le ferait : ce ne sont donc pas les puissances mécaniques ou les organes, mais c'est la puissance intellectuelle, la pensée qui lui manquent : ne pouvant joindre ensemble plusieurs idées, il ne pense pas, il ne pouvait donc parler (1).

1°. C'est parce que la parole est l'interprète de l'intelligence, plus encore que par le défaut d'exercice des organes, que le petit enfant ne parle pas, et qu'il n'apprend à prononcer qu'à mesure que son intelligence s'accroit. Les mères savent bien que, pour parvenir à faire répéter des mots à un enfant, il faut fixer son attention sur des objets ou des corps que ces mots représentent ; c'est ainsi qu'il donnera bientôt le nom de *papa* à celui qui vient souvent lui donner de doux baisers, qu'il répétera *maman* pour appeler celle qui lui prodigue ses caresses et le nourrit de son lait. Ces mots sont ceux qu'il entend le plus souvent, ces individus ceux qu'il voit à chaque instant, et avec lesquels ses besoins le mettent constamment en rapport : premières raisons pour ne pas s'étonner de ce que ce sont là les premiers mots qu'il articule.

2°. C'est encore parce que l'homme ne parle que pour exprimer ses pensées, que l'idiotisme ou l'oblitération totale des facultés intellectuelles entraîne nécessairement le silence. Ainsi qu'un homme soit né idiot, la parole ne se développera point chez lui : si maintenant nous suppo-

sur le papier de l'air qui communique par l'oreille, tandis que l'écriture ordinaire communique à l'œil.

(1) Buffon, *Histoire naturelle générale et particulière.*

sons un homme parfaitement organisé, et ayant joui jusqu'à un certain âge de la faculté de parler, qu'alors une forte commotion, la mort d'une épouse vertueuse et chérie, la nouvelle d'un désastre qui amène la ruine de sa maison viennent l'accabler, ils devient idiot et perd au même instant la parole et la prononciation. « La plupart des » idiots ne parlent pas, dit le professeur Pinel » : cela devait être ainsi, car quoiqu'ils aient des sensations, la perception n'a pas lieu chez eux, ou elle est erronée.

§ III. *De la Parole considérée dans les grandes époques de la vie.*

C'est à douze ou quinze mois que les enfans commencent à bégayer, et la première voyelle qu'ils articulent est l'*a*, parce qu'il ne faut pour cela qu'ouvrir les lèvres et pousser un son. J'ai rangé plus haut les voyelles dans l'ordre de la nature pour leur prononciation, et il serait fastidieux d'avoir à y revenir. Les premières consonnes que les enfans nous font entendre sont celles qui, exigeant le moindre mouvement des organes, sont les plus faciles à former. Puisque l'*a* est de toutes les voyelles la plus aisée, que le *b*, l'*l*, le *p* et l'*m* sont les consonnes les plus faciles à articuler, les premiers mots de l'enfance devaient donc être composés de ces lettres ; voilà sans doute pourquoi les *baba, lala, mama* sont de toutes les langues et se retrouvent chez toutes les nations. *Papa* n'est pas toujours le mot de l'enfant, mais on aide à la lettre. La jeune épouse qui goûte le bonheur d'être mère se complait dans son enfant, et pour faire partager à son époux sa douce ivresse, elle lui fait hommage des premiers sons qu'il articule. Tous deux écoutent

avec attendrissement leur fils qui bégaye, et pour eux c'est toujours *papa* qu'il dit. Quelques enfans prononcent très-distinctement à deux ans ; cependant le plus grand nombre ne parle qu'à deux ans et demi trois ans, et même quelquefois plus tard ; et on a remarqué que ceux qui parlent très-tard, ne parlent jamais aussi facilement que les autres (1). D'un autre côté on cite des enfans qui ont pu apprendre à lire à deux ans. Quelques observations semblables suffisent-elles pour autoriser à prétendre qu'il est avantageux aux enfans de commencer de bonne heure leur instruction ? Rousseau ne le pensait pas : « Les enfans qu'on
» presse trop de parler n'ont le temps ni d'apprendre à
» bien prononcer, ni de bien concevoir ce qu'on leur fait
» dire ; il faut au contraire qu'ils vous donnent leurs mots
» avant de recevoir les vôtres ». « D'ailleurs, dit M. de
» Buffon, on a vu tant de ces prodiges de quatre, huit,
» douze et seize ans, qui n'étaient que des sots ou des
» hommes fort ordinaires à vingt-cinq ou trente ans, qu'on
» serait porté à croire que la meilleure de toutes les édu-
» cations est celle par laquelle on ne force pas la nature,
» celle qui est la plus proportionnée, non pas aux forces,
» mais à la faiblesse de l'enfant ».

Au-delà de cette époque le tempérament, le caractère du jeune homme, l'état auquel il s'est livré, les circonstances dans lesquelles il s'est trouvé, l'ont rendu causeur,

----

(1) « Les femmes, dit Rousseau, ont la langue flexible :
» elles parlent plus tôt, plus aisément et plus agréablement
» que les hommes. On les accuse aussi de parler davantage ;
» cela doit être : la bouche et les yeux ont chez elles la même
» activité, et par la même raison ». *Emile*, l. v.

sérieux ou taciturne. A la puberté, la voix a pris un timbre qu'elle conservera chez l'homme fait ; par elle vous reconnaîtrez aisément l'individu, toutes les fois qu'il ne sera pas en proie à quelque maladie, ou ému par une violente passion.

L'homme a bientôt franchi l'intervalle qui sépare l'âge heureux des jouissances de l'âge douloureux des regrets. A l'ambition qui le dévorait, au desir de la gloire, des honneurs, a succédé le triste cortége des noirs soucis, des inquiétudes et de la mauvaise humeur, il est ordinairement devenu grondeur.

> La vieillesse chagrine. . . . .
> Toujours plaint le présent et vante le passé ;
> Inhabile aux plaisirs dont la jeunesse abuse,
> Blâme en eux les douceurs que l'âge lui refuse.

BOILEAU, Art poétique.

Arrive enfin l'époque de la caducité ; l'homme alors est assailli de mille infirmités, et se soutient à peine sur ses jambes affaiblies : ses sens, qui perdent chaque jour de leur activité, qui finissent, pour ainsi dire, par s'oblitérer, ne fournissent plus à son cerveau la matière propre à exercer son intelligence. Dans cet état il n'articule plus que quelques mots auxquels il n'attache aucune idée, et qui ne disent rien à ceux qui les écoutent. « L'enfant qui jase et le vieillard qui radote n'ont, ni l'un ni l'autre, le ton de la raison, parce qu'ils manquent également d'idées : le premier ne peut encore en former, le second n'en forme plus » (1).

----

(1) Larochefoucaud, *Maximes et Réflexions morales.*

Prætereà, gigni pariter cùm corpore et unà
Crescere sentimus pariterque senescere mentem.
Post ubi jam validis quassatum est viribus ævi
Corpus, et obtusis ceciderunt viribus artus
Claudicat ingenium, delirat linguaque mensque;
Omnia deficiunt atque uno tempore desunt.

Lucretius, de Natura rerum, lib. iii.

§. IV. *Y a-t-il quelque rapport entre la voix des hommes et leur caractère; et la voix d'un individu étant donnée, peut-elle fournir quelques inductions pour aider à le reconnaître ?*

On s'était apperçu dès l'antiquité, et de nos jours le célèbre et infortuné Lavater a démontré que nos facultés intellectuelles, nos penchans naturels, et nos passions se peignaient dans les traits de notre visage; il a vu que leur empreinte légère d'abord devient plus forte à mesure que nous avançons en âge, et finit par être ineffaçable (1). Si l'homme intérieur se produit ainsi au dehors, s'il peut se dessiner sur les muscles du visage et des membres, pourquoi ceux de l'organe vocal ne seraient-ils pas employés à compléter le tableau? Il nous semble que la voix et la parole, liées étroitement d'un côté avec les fonctions de la vie intérieure, puisque les poumons en fournissent la matière, de l'autre avec le cerveau par les nerfs que leurs organes en reçoivent, sont dans tous les individus en rapport constant avec leur caractère et l'état de leur ame, et par cela

---

(1) *Voyez* son bel ouvrage de la *Physiognomonie.*

même nous nous croyons autorisés à répondre affirmati-
vement à la question énoncée par le titre de cet article.

Lavater allait plus loin ; il pensait qu'un homme qui
aurait cultivé avec un soin particulier et suffisamment
exercé son oreille, pourrait, placé à l'entrée d'une salle de
spectacle (1), déterminer sans peine les diverses facultés de
ceux qu'il entendrait parler, quand même il ne les con-
naîtrait pas. Il est bien vrai que le son de voix, par sa
douceur ou sa rudesse, sa faiblesse et son étendue, etc.
que la volubilité ou l'embarras de la langue pourront
donner des indices assez probables ; et tout le monde sait,
quelles idées si différentes expriment le *oui* et le *non*,
suivant le ton sur lequel ils sont prononcés. Le docteur
Henry Moyes, professeur éloquent de chimie philosophique à Manchester, ayant perdu la vue dès sa plus
tendre enfance, fut doué de beaucoup de génie, et cul-
tiva les sciences avec un grand succès. On l'a vu reconnaître, au premier moment qu'il l'entendit parler, une personne, quoique deux ans se fussent écoulés depuis leur
dernière entrevue ; et s'il parlait avec quelques personnes
pour la première fois, il faisait des conjectures passables

____

(1) Je crois devoir observer qu'à ce sujet il s'en est tenu à
quelques réflexions générales : je ne citerai que sa dernière
phrase : « Oh ! si l'homme savait combien de langues il parle
» à-la-fois, sous combien de faces il se montre dans le même
» instant, combien il se découvre aux yeux de ses semblables,
» que de dignité, que de sagesse ne mettrait-il point dans ses
» paroles, dans sa conduite ! qu'il serait attentif à épurer ses
» sentimens et ses intentions ! qu'il serait différent de ce qu'il
» est » !

sur leur tempérament et sur leurs inclinations, par la teinte qu'elles donnaient à la conversation. Lavater n'a-t-il pas su démêler à travers les mensonges impudens d'un mauvais sujet, la vérité de l'accusation portée contre lui par une jeune fille qu'il avait séduite, et dont il rejettait avec barbarie l'enfant dont il était le père? Gellert a dit que la voix était souvent l'expression naturelle du caractère, et qu'elle participait à ce qu'il a de bon ou de mauvais. C'est le cœur qui est l'ame de la voix. Je sais bien qu'il est des exceptions à mon assertion, qu'un bon cœur s'exprime quelquefois par une voix désagréable ; mais de ce qu'une figure laide et un corps difforme ont souvent caché une belle ame et d'excellentes qualités , est-ce une raison de nier l'existence de la physiognomonie, et pour cela Lavater en a-t-il moins fait un ouvrage digne d'admiration et de reconnaissance?

Je vais passer à des exemples qui suffiront, je l'espère, pour prouver que mon opinion n'est pas purement hypothétique , et repose sur des observations que chacun peut faire. Je prendrai d'abord un individu dans trois des ci-devant provinces de la France , situées au nord, au midi et au centre. Je le choisirai brut, tel qu'il est après avoir été nourri et élevé sur le sol qui le vit naître , lorsqu'il n'a point encore appris dans les villes à se composer, et à suppléer à tous ses mouvemens naturels par des airs et un ton de voix maniérés. Voyez l'habitant du nord, il marche pesamment et avec lenteur, sa voix est ordinairement monotone et un peu sourde ; il traîne sur chaque parole , et il semble qu'il va dormir en parlant : personne, je pense, ne donnera à cet être qu'un caractère lent et un esprit paresseux. Le Bourguignon, au contraire, marche avec prestesse ; tous ses mouvemens sont plus vifs ; sa voix est plus claire et variée ; ses paroles se succèdent avec rapidité ; il y a plus de volubilité dans sa langue ; son caractère est aussi plus vif, plus entreprenant. Qui de nous ne connaît l'accent de la plupart des habitans du midi : ils parlent et marchent en cadence et parlent beaucoup ; leur voix, sonore, est ordinairement forte et aiguë : elle sort à tous momens par éclats qui semblent être les élans de leur vanité, et de leur caractère fier et impérieux.

En voilà déjà assez pour justifier cette maxime de Larochefoucaud, que l'accent du pays où l'on est né demeure dans l'esprit et dans le cœur comme dans le langage.

Il est aussi quelques états qui ont leur voix et leur langages propres. Le perruquier, sous le peigne duquel on s'ennuierait, est ordinairement causeur; il a la voix faible, mais il babille continuellement.

Quel contraste il forme avec ce géolier dur et rébarbaratif : est-il rien de plus accablant que cet *on ne lui parle pas*, prononcé d'une voix rauque et lugubre à un ami qui vient consoler son ami, qu'un défaut de formalité a mis un instant sous les verrous de la police.

Le prêtre, ministre d'un Dieu de paix, chargé de prêcher en son nom la charité, la patience, et l'humilité, quelque forte et étendue que soit sa voix, sait toujours la ménager, et ne produit ses paroles qu'avec ce ton de douceur qui persuade. Il traîne ordinairement ses mots et en adoucit toutes les finales. Appelé à consoler les malades, à ramener dans le chemin de la vertu les hommes égarés ou méchans, à diminuer chez l'agonisant les regrets qu'il a d'abandonner la vie, ses paroles devaient être suaves et son langage plein d'onction.

Comme il est en opposition avec ce jeune militaire! c'est un brave qui pense que mourir pour sa patrie est la suprême gloire. Cent fois dans nos glorieuses campagnes il affronta la mort avec intrépidité: Fleurus, Marengo et Hohenlinden furent les témoins de sa valeur. Sa voix est pleine, assurée et bien sonore; il parle et marche avec cette fermeté qu'il montrait dans les combats. Vivant au milieu d'hommes qui courent les mêmes dangers que lui, les feintes, les petites ruses, et le langage de l'hypocrisie lui sont également inconnus; il parle comme il pense: bravoure, et franchise, telles sont les premières qualités que son extérieur et sa voix annoncent. Déjà j'entrevois qu'il n'y a pas si loin de la science de l'homme à la politique qu'on se l'imaginerait d'abord. Je ne me permetterai qu'une remarque pour étayer mon opinion.

Quel autre effet ne produit pas un *garde à vous*, ronflant dans la bouche d'un général à la voix de Stentor, que celui que prononcerait un castrat: celui-ci anéantirait le courage, l'autre double les forces des braves, les anime d'une bouillante ardeur: dès-lors ils ne comptent plus le nombre des ennemis, et ne pensent qu'à les vaincre.

Terminant ici les considérations sur la voix relative aux lieux de naissance, et à l'état ou à la profession, je vais maintenant prendre indifféremment quelques individus sur lesquels je hasarderai des jugemens, et d'abord le tempérament me semble pouvoir offrir quelques considérations utiles.

6

Les hommes d'un tempérament sanguin (1), plus sensibles encore qu'inconstans, ont ordinairement la voix aiguë et douce : enclins à la gaîté, ils aiment à causer, à rire ; et lorsqu'ils parlent, c'est pour épancher leur cœur.

Les bilieux (2) ont plus de génie que d'esprit ; très-prompts à s'enflammer ; ils joignent à une extrême sensibilité la constance et la fermeté dans les résolutions. Leur voix est pleine et étendue : en général ils ne parlent guères, parce qu'ils sont peu expansifs.

L'homme mélancolique (3), toujours heureux ou malheureux à l'excès, a l'imagination exaltée. Sa voix éclate ou n'ose se produire, suivant l'état de son ame. Presque toujours ces hommes peignent en parlant ; mais leurs tableaux sont exagérés.

Voyez ce gros homme dont les épaules quarrées manifestent le tempérament athlétique. Tous ses gestes sont violens et sans grace ; sa démarche est pesante, quoique tous les mouvemens en soient durement exprimés : sa voix rude et forte qui sort brusquement et par secousses m'indique les fréquentes incartades d'un caractère dur et brutal (4) : elle me suffit pour prononcer qu'il doit être très-colère et avoir peu de vrais amis.

---

(1) Ce tempérament est, d'après M. le professeur Hallé, caractérisé par l'équilibre des systèmes sanguin et lymphatique.

(2) C'est le tempérament sanguin de M. le professeur Hallé ; il a pour caractère la prédominance du système sanguin sur le lymphatique.

(3) Celui-ci est caractérisé par la prédominance du système nerveux sur le musculaire.

(4) « Parler avec insolence, et marcher avec une rude

Ecoutez un instant ce grand Dermonde , qui toujours cause de ce qu'il sait , et même de ce qu'il ne sait pas : sa voix me paraît tenir du fausset. Si vous l'en croyez , il a pour société des hommes d'état , il connaît les secrets du gouvernement , et quoiqu'il vous voie pour la première fois , il va d'abord vous les révéler. Il vous fera la critique d'une pièce sifflée hier au Théâtre-Français , et lorsque vous vous croirez encore au spectacle , il vous aura déjà transporté dans le laboratoire d'un savant chimiste , et vous babillera sur la découverte du jour. Dermonde me semble un étourdi , son caquet décèle le manque d'idées , car , suivant Volney (1) , la parole dissipe la pensée : cet homme devrait donc apprendre à se taire.

Que pensez-vous d'Aglaé ? sa démarche est alerte , ses yeux vifs pétillent des feux d'un amour qui vient de naître , son regard est curieux et pénétrant , son visage porte l'empreinte de l'enjouement , et un rien la fait rire aux éclats ; sa voix étendue et claire varie à chaque instant ses inflexions , son langage est animé. Aglaé est spirituelle , et répand le vernis de la gaîté sur tous ses récits : ne faisant que glisser sur chaque sujet , c'est toujours du joli côté qu'elle l'envisage. Avec tant de vivacité les jouissances de pur sentiment ne suffisent pas à la jolie Aglaé ; c'est du plaisir que demande son caractère , et elle ne peut le trouver que dans la société , dont elle fait au reste les délices. Si je m'en crois , Aglaé aura à-la-fois

---

» vitesse, sont la même chose » , disait Démosthène à l'orateur Nicobulus , dont il n'aimait pas la déclamation.

(2) Volney, *leçons d'Histoire aux Ecoles Normales.*

plus d'adorateurs qu'une femme mélancolique, mais elle fera moins de passions fortes.

Vous voyez Constance pour la première fois : sa démarche et son maintien naturels et paisibles, la sérénité de son beau visage parfaitement en harmonie avec ses yeux doux et spirituels, avec sa bouche gracieuse et prête à sourire, vous l'ont déjà fait connaître ; vous vous êtes dit : nulle autre n'a un esprit plus sage ; on n'a pas plus de modestie et de candeur. Si elle vient à parler, c'est alors qu'elle est totalement jugée ; sa voix égale et douce vous touche, chacune de ses paroles arrive de son cœur et pénètre le vôtre : vous ne doutez plus que l'aimable Constance ne réunisse à un excellent caractère toutes les vertus de son sexe, et le premier soupir qui vous échappe auprès d'elle pourrait être traduit par ces mots :

Tecum vivere amem, tecum obeam libens (1) !

J'aurais dû terminer là cet article ; mais voici un homme ivre qui m'embarrasse, et je demande à ces dames la permission de le déposer ici. Il a les sens troublés, il ne juge plus les sons qu'il entend, et ne distingue pas les objets que son œil voit, sa démarche est chancelante, ses muscles volontaires s'affaissent, et se relèvent alternativement sous le poids de son corps qui se porte çà et là : ouvre-t-il la bouche, il n'articulera pas un seul mot, il ne fait que balbutier. Il n'a pas d'idées, ou bien elles sont sans suite ; bonne raison pour ne point parler ;

---

(1) Que je serais heureux de pouvoir vivre et mourir près de toi !

il ne jouit pas davantage de la prononciation. Lucrèce l'a bien peint par ces vers :

> Denique cur hominem, cum vini vis penetravit
> Acris, et in venas discessit diditus ardor
> Consequitur gravitas membrorum! præpediuntur
> Crura vacillanti! tardescit lingua! madet mens!
> Nant oculi! clamor, singultus, jurgia gliscunt.

LUCRET. de Naturâ Rerum, lib. III.

§ V. De l'influence des passions sur la voix et la parole.

Que les passions soient de purs phénomènes intellectuels, ou qu'elles aient leur siége essentiel dans la vie organique, cela importe trop peu à mon sujet pour que j'ose aborder cette question délicate. Vouloir me prononcer, lorsque des médecins distingués sont encore en contestation à cet égard, serait de ma part le comble de la témérité, aussi ne m'y engagerai-je pas. Quelque différente que soit au reste l'opinion des uns et des autres sur le siége des passions, tous conviennent qu'elles ont une influence marquée sur les organes de la vie animale ou de relation. C'est à l'étude de cette influence considérée comme modifiant l'organe de la voix que je vais m'appliquer, en me bornant à la stricte observation des faits. Quand nous en avons chaque jour des exemples multipliés sous les yeux, qui pourrait à ce sujet élever le moindre doute ? Lorsqu'un propos piquant vient chatouiller péniblement notre amour-propre, et nous donner un petit mouvement d'humeur, en vain nous efforçons-nous de le déguiser par une réponse honnête et doucereuse à la personne qui nous a blessé, et que nous voulons ménager ; le ton de notre voix a été remarqué, et il nous a trahi. Le proverbe trivial : *c'est le ton qui fait la musique*, est l'énoncé vulgaire de cette vérité. Aussi a-t-on remarqué que de toutes les dissimulations, celle du langage, quelque raffinée qu'elle soit, est la plus aisée à découvrir. Toutes les passions pouvant en dernière analyse se rapporter à deux élémens, le plaisir et la douleur, on les divise ordinairement en deux classes, suivant que leur effet physique sur l'économie est analogue à celui des sensations agréables ou des sensations pénibles. Ainsi les premières augmentent l'énergie des forces vitales et les mouvemens de la vie organique ; les autres, au contraire, les diminuent. N'ayant à les examiner que sous un seul rapport, je crois inutile d'adopter une méthode exclusive. J'en parlerai donc sans suivre aucun ordre, et au lieu de répéter tout ce qu'ont dit les moralistes et les médecins sur leurs autres effets (1), je terminerai ce chapitre par quelques réflexions sur le soupir, le rire, le bâillement et les pleurs.

Influence de l'amour.

Voyez cet amant passionné près de celle qu'il adore : remarquez son timide embarras, sa langue bégaye s'il veut prononcer quelques paroles, s'il parle de sa passion, c'est d'une voix tremblante, adoucie, et variée à chaque instant par ces accens involontaires que le desir et l'admiration font naître. Ses discours sont ordinairement confus et quelquefois extravagans, souvent entrecoupés

(2) Voyez les *Caractères des passions*, par M. de la Chambre, 1667.

par de profonds soupirs. L'élégant Dumoustier avait bien senti cela :

> Un pauvre amant dit ce qu'il pense
> Sans trop penser à ce qu'il dit ;
> Le désordre est son éloquence ;
> Quand le cœur parle, adieu l'esprit (1).

Influence de la joie.

Dans la joie on ne peut arrêter ni ses pensées, ni ses paroles. L'homme content ne s'occupe que de sa bonne fortune, il en parle continuellement, et n'a rien dans le cœur qu'il ne porte sur sa langue, à moins que la violence de la passion ne lui ferme la bouche, et n'arrête subitement la parole. La voix devient plus grosse qu'à l'ordinaire, quelquefois éclatante, et ne sort qu'avec empressement. Au contraire des passions silencieuses, celle-ci répand les paroles avec prodigalité, et il semble qu'ici ce soit plutôt l'abondance qui les fait sortir que la contrainte. Observons que toutes les circonstances d'âge, de tempérament et de santé, qui mettent l'homme dans un état analogue à celui que produit la joie, le rendent ordinairement causeur. C'est ainsi que les jeunes gens, les femmes, les individus d'un tempérament sanguin, sont ceux qui aiment le plus à parler. Dorat a dit (2) en parlant de l'organe de la voix :

> Insinuant et doux quand il faut demander,
> Terrible et véhément quand il faut commander,
> Sourd dans le désespoir, sonore dans la joie,
> Tantôt il se renferme, tantôt il se déploie.

---

(1) *Lettres sur la Mythologie.*
(2) *De la Déclamation*, etc.

La tristesse se peint dans la langueur des yeux, l'abaissement des paupières, la voix traînante, remise et lâche (1).

Influence de la frayeur.

Dans la frayeur toutes les forces de la vie se concentrent dans la région épigastrique ; une pâleur générale se répand sur le corps : le système musculaire animal est pour ainsi dire anéanti : l'homme réduit dans cet état ne peut parler ; dans le premier degré de la peur il bégaye quelques mots ; si l'impression est violente, si la terreur le saisit, sa voix s'éteint entièrement. Tel nous voyons Enée, parcourant seul et au milieu des ombres de la nuit, la malheureuse Troye, osant par instans élever la voix, et appeler, par des gémissemens réitérés, sa chère Creüse ; il apperçoit tout à coup un misérable phantôme qui lui en présente l'ombre gigantesque.

Obstupui, steteruntque comæ, et vox faucibus hæsit.
Virgil. AEneidos, lib. 11, v. 773.

Verùm ubi vehémenti magis est commota metu mens
Consentire animam totam per membra videmus,
Sudores itaque et pallorem existere toto
Corpore et infringi linguam, vocemque aboriri.
Lucret. L. iii.

Influence de la colère.

Si maintenant nous jetons les yeux sur l'homme qu'agite une violente colère, nous la verrons éclater dans ses paroles (2) ; ses lèvres tremblent et se pressent, sa voix

---

(1) *Voy.* Louyer Villermay, *Traité de l'Hypocondrie.*

(2) Il est facile, d'après cela, de concevoir comment elle fit parler le fils de Crésus, qui, voyant son père menacé par

véhémente et aiguë dans le principe, devient à la fin enrouée et affreuse ; souvent elle s'arrête tout à coup. Veut-
il articuler quelques mots, ses paroles s'entrecoupent,
et ses discours s'embarrassent. Si au contraire il reste dans
le silence , il est fréquemment interrompu par des soupirs
ou des gémissemens de funeste présage. La colère est surtout abondante en paroles et en menaces quand elle se joint
à la faiblesse : telle est celle des enfans , des femmes et des
hommes faibles. La variété de tempéramens ne permet pas
aux peuples de divers climats de sentir de la même manière.
On dit , par exemple, que le ton dont les Anglais expriment la colère n'est en Italie que celui de l'étonnement (1).

Bornant ici ce que j'avais à dire sur les passions, je vais
décrire quelque modifications de la voix auxquelles elles
donnent souvent lieu , et qui , bien qu'elles puissent être
aussi produites par de violentes affections des organes
respiratoires , ne paraîtront pas déplacées.

Le Soupir.

Le soupir considéré dans son mécanisme , consiste en
une grande inspiration par laquelle on absorbe une quan-

---

un Perse qui s'élançait sur lui , put aussitôt crier, quoiqu'il
eût été muet jusqu'alors. La même chose arriva à ce jeune
homme dont nous lisons l'histoire dans Bartholin , lequel,
muet depuis quatre ans , entra dans une telle fureur à la vue
d'une femme qui l'avait autrefois maltraité, qu'il la chargea
de malédictions. Voy. *Th. Bartholini opera, obs.* 71ᵃ

(1) « On récite de Severus Cassius qu'il disait mieux sans
» y avoir pensé ; qu'il lui venait à profit d'être troublé en
» parlant, et que ses adversaires craignaient de le piquer , de
» peur que la colère ne lui fît redoubler son éloquence ».
Montaigne, t. 1.

tité considérable d'air. Elle a lieu d'une manière lente, et uniforme, et il lui succède une expiration prompte. Son effet est de proportionner la quantité d'air inspiré à la quantité de sang passant par le poumon : on conçoit d'après cela que toutes les causes qui accumulent le sang dans les cavités droites du cœur doivent être regardées comme causes éloignées du soupir. Le plaisir vif ou le chagrin, par leur impression sur le centre épigastrique, le souvenir d'un plaisir passé dans l'idée duquel nous nous complaisons, et qui nous occupe fortement, retardent la circulation ; alors nous oublions, pour ainsi dire, de respirer : l'embarras de la circulation est la suite de cet état : l'incommodité qui en résulte subsiste jusqu'à ce qu'un soupir salutaire vienne rétablir l'harmonie. Le soupir est donc moins l'expression de la douleur que le remède du sentiment pénible qui nous oppresse ; mais le soupir n'est pas donné uniquement à l'amant malheureux, ni à celui plongé dans une douce rêverie. L'asphyxié qui commence à respirer, le submergé qui revient à la vie, marquent ce retour par des soupirs : on en sent aisément la raison. Dans les salles de spectacles et dans tous les lieux qui contiennent un grand nombre d'individus, le soupir nous échappe souvent : ici l'air est très-rare et contient moins d'oxigène. La même quantité étant exigée à chaque circulation, nous sommes forcés à de grandes inspirations qui introduisent un volume plus considérable d'air, etc. (1).

____

(2) *Voyez*, pour le développement de la théorie de la respiration, Chaptal, *Elémens de Chimie*, t. 1, p. 116 ; — Fourcroy, *Système des connaissances chimiques*, tome 5, p. 641.

Le Bâillement.

Le bâillement, effet ordinaire d'une affection désagréable, est presque toujours un signe non équivoque de l'ennui : il consiste en une inspiration profonde, à laquelle succède une expiration analogue. Lorsque les muscles inspirateurs affaiblis ne dilatent pas suffisamment la poitrine, comme aux approches du sommeil, le mouvement circulatoire est troublé, le sang séjourne dans les cavités droites du cœur ; de même le passage du sommeil à la veille amenant un autre type de circulation, ordinairement notre réveil est marqué par un bâillement qui, ouvrant au sang l'entrée du poumon, fait cesser le trouble momentané de la circulation. La mâchoire inférieure se porte très-bas, l'os hyoïde s'abaisse aussi, la trachée est raccourcie ; et la poitrine, fortement dilatée par l'action du diaphragme, admet une grande quantité d'air. Le bâillement peut, suivant Bichat, avoir sa cause dans la nécessité de changer par intervalles l'air inspiré, et qui stagne un certain temps dans le poumon après avoir servi à la coloration du sang. Il pensait que l'air qu'il introduit est porté avec force dans les gros vaisseaux aériens, et circule avec rapidité dans les extrémités vasculaires en expulsant celui qu'elles contenaient. Si nous sommes involontairement entraînés à bâiller lorsqu'une personne le fait devant nous, il paraît qu'il faut chercher la cause de ce rapport dans le souvenir du soulagement que le bâillement procure, et que nous desirons éprouver.

Les Sanglots.

Les pleurs ou sanglots se dessinent sur le visage en même temps que le diaphragme est agité pour les produire. Ils sont ordinairement accompagnés de la sortie des larmes, et nous remarquerons à cet égard, 1°. que la glande lacrymale, placée à côté de l'œil, semble faire système avec lui pour rendre au dehors les impressions qui agitent l'ame (1). 2°. Qu'elle est surtout influencée par les passions tristes, et d'autant plus que la sensibilité est plus vive ; voilà pourquoi les femmes pleurent plus souvent que les hommes, pourquoi l'enfant pleure à chaque instant, tandis que les larmes sillonnent rarement les joues du vieillard qui perd de sa sensibilité à mesure qu'il marche vers sa fin (2). Les sanglots se composent d'une inspiration très-marquée, à laquelle succède une expira-

---

(1) L'homme pleure, et voilà son plus beau privilége ;
Au cœur de ses égaux la pitié le protége.

. . . .

Elle inspire les arts, elle adoucit les mœurs,
Et le cœur le plus dur s'amollit à ses pleurs.

DELILLE, de la Pitié.

(2) « On peut regarder, dit M. Roux, les pleurs comme
» un grand moyen par lequel l'homme, et certains animaux,
» expriment leurs affections pénibles, et souvent aussi les
» grands transports de joie. Mais remarquez que les larmes
» sont en général l'expression sincère des sentimens agréables,
» tandis qu'elles ne sont pas un indice certain des peines pro-
» fondes. Aussi ceux qui pleurent aisément, que le moindre
» revers fait fondre en larmes, sont rarement dévorés par ces
» tourmens intérieurs qui, sous l'apparence du calme et de
» la tranquillité de l'ame, minent sourdement le corps, et le
» conduisent à une perte assurée ». Voyez Coup-d'œil phy-
siologique sur les Sécrétions.

tion qui se fait périodiquement et par intervalles brusques. Il y a cette différence entre le soupir et le sanglot,
que dans celui-ci, 1°. le son de la voix se fait entendre ;
2°. que l'inspiration et l'expiration sont brusques ici,
3°. enfin qu'il est involontaire.

Si la succession du mouvement d'inspiration et d'expiration est trop rapide , on peut éprouver un sentiment
d'étouffement , parce que le diaphragme étant agité convulsivement , il ne peut pas opérer une inspiration assez
grande pour l'élaboration du sang. De là ce poids incommode qui pèse sur le diaphragme , et auquel le soupir ,
suite ordinaire du sanglot , vient remédier.

Le Gémissement.

Le gémissement est une sorte de sanglot continué, dont
le son se fait entendre dans l'inspiration et l'expiration : il
s'exprime par la continuation et la durée d'un ton plaintif,
formé par des sons inarticulés. Les sons en sont plus ou
moins longs, suivant le degré de tristesse ou d'affliction
qui le cause. Le cris plaintif est un gémissement exprimé
avec force et à haute voix ; lorsqu'il est très-élevé et
aigu , il se soutient sur le même ton, tandis que plus modéré , il finit par un ton grave (1).

Les cris sont l'expression naturelle et involontaire de la
douleur (2) portée à un certain point : en s'y abandonnant

---

(1) Buffon , *Histoire nat. génér. et partic.*

(2) Serait-il vrai, comme vient de l'avancer un naturaliste,
que la douleur n'existe pas , et que ce que nous nommons
ainsi n'est que l'absence du plaisir ? Quoi ! ce moxa qui donne
l'usage de la parole à une fille muette depuis vingt ans , qui

le malheureux émousse, pour ainsi dire, son aiguillon ; ses souffrances lui semblent diminuer en raison des plaintes qu'il exhale. Mais on sait que, pourvus de degrés très-variés de sensibilité, les hommes ne sont pas également affectés par les divers stimulus (1). Je vais m'arrêter un instant sur les cris, effets de la douleur physique.

Voyez cet infortuné couvert de larges et vieux ulcères : une abondante suppuration qui le retient depuis long-temps sur le lit de douleur, détruit chaque jour un lambeau de son corps, que la fièvre hectique achève de consumer ; sa sensibilité est aussi exaltée que sa faiblesse est extrême : dans les pansemens, un brin de charpie qu'on enlève, une goutte d'eau qui tombe sur son membre, lui causent une douleur capitale, et lui font jeter des cris perçans et très plaintifs : c'est tout

rend à cet homme l'usage de ses membres, qu'une paralysie lui avait enlevé depuis plusieurs années ; ce vésicatoire qui guérit une attaque d'apoplexie, qui rappelle à la vie un homme que la fièvre adynamique avait conduit aux portes de la mort, ne causeraient pas de douleur, et ne produiraient ces merveilleux effets qu'en privant de sensation agréable ! Vous le pardonnerez à ma sensibilité, M. Virey, mais j'ai senti la douleur, et ne saurais sur ce point partager votre opinion. Voy. *Nouv. Dict. d'Hist. natur.* au bel art. *Animaux*, p. 448.

(1) J'observe que l'expression de la douleur n'est pas toujours en raison de la sensibilité, car on sait que les femmes, généralement douées d'une sensibilité plus vive que les hommes, résistent plus courageusement qu'eux aux grandes douleurs physiques. On les voit quelquefois supporter les opérations chirurgicales les plus cruelles sans jeter un cri. D'autres diront le pourquoi.

ce que peut chez lui la plus vive irritation : à peine a-t-il la force de produire un son.

Comparez-le à cet homme gros et robuste auquel on pratique l'opération du bubonocèle. Jusqu'ici il a joui d'une bonne santé ; un effort qu'il vient de faire a décidé une hernie avec étranglement, et l'opération seule peut y remédier. Quelle fermeté ne faut-il pas au chirurgien pour n'être point amolli par ses vociférations ! la section de chaque fibre est marquée par un cri éclatant et redoublé ; ou, si la douleur se prolonge, par un gémissement rauque et sourd qui peint bien ses angoisses.

Avez-vous entendu quelquefois une jeune épouse assaillie par les douleurs cuisantes de l'enfantement ? ses gémissemens plaintifs, quoiqu'adoucis par la tendresse, sont encore aigus et déchirans : mais on reconnaît l'accent d'une ame douce jusque dans les cris que la douleur lui arrache. Remarquons que dans l'aliénation mentale, les sensations paraissent presque éteintes. L'idiot, par exemple, est également insensible aux coups et aux blessures : on pourrait le soumettre aux plus cruelles opérations sans lui faire rompre son silence. Il semble que la providence ait voulu que l'être auquel les jouissances de la sensibilité sont interdites fût exempt des angoisses qu'elle cause. M. Bilon observe que les cris changent dans leur accent comme la douleur dans sa nature, et que leur force et leur intensité varient comme elle ; de là ces épithètes de plaintifs, déchirans, aigus, sourds, etc.

Pourrait-on noter la différence des cris en raison de l'instrument mécanique de la douleur ? M. Cartier (1) a observé

______

(1) Chirurgien en chef de l'Hôtel-Dieu de Lyon. Voyez *de la Douleur*, par M. Bilon.

que ceux arrachés par l'instrument tranchant appartiennent aux sons aigus, et que ceux qui ont lieu dans
l'application du cautère actuel rentrent dans les sons
graves.

C'est à l'expérience que j'en réfère pour la décision
de cette question : quelques faits me porteraient à pen-
cher pour la négative. J'ai souvent été le triste témoin
d'amputations et d'opérations de taille, et je n'ai que
trop pu me convaincre qu'elles excitaient les unes et les
autres, chez les différens sujets, des cris qui ne se res-
semblaient pas plus sous le rapport de l'acuité ou de la
gravité, que sous celui de la force, quoique les individus fussent à-peu-près du même tempérament et du
même âge.

Il est des passions fortes qui peuvent amortir les sensations pendant la durée de leur influence. C'est ainsi que
l'amour et la reconnaissance, en nous inspirant des dispositions analogues à leurs objets, nous empêchent d'être
esclaves des impressions physiques. Ainsi la courageuse
Porcie s'enfonce dans la cuisse un fer tranchant, et ne
laisse pas échapper la moindre plainte ! quels tourmens
l'amour de la patrie n'a-t-il pas fait braver ! Mutius Scévola
voit sa main se consumer sur un brasier ardent auquel il
l'expose, sans que le plus léger soupir vienne trahir sa constance (1).

____

(1) Qu'est-il besoin de recourir à l'histoire ancienne, quand
la nôtre nous fournit des exemples d'autant d'héroïsme ? Me
permettra-t-on de citer encore un fait ? il est assez récent
pour ne pas inspirer le moindre doute. Un officier d'un régi-
ment d'artillerie légère, dont j'étais alors chirurgien, avec

Dans la douleur morale, les cris accompagnent souvent l'écoulement des larmes; et comme elle, ils aident à la supporter lorsqu'elle est modérée. Au contraire dans les émotions profondes, la douleur se concentre dans le cœur, il est alors gonflé et semble prêt à succomber sous le poids qui l'oppresse. Toujours dans cet état vous observez un silence accablant : c'est celui des peuples dans les grandes calamités ; tel fut celui des habitans de Rome que nous rapelle l'auteur de la Pharsale :

Tùm questus tenuere suos, magnusque per omnes,
Erravit sine voce dolor.

Lucani Pharsal. lib. 2.

---

lequel j'étais lié d'amitié, reçoit, à la bataille de Stockach, un boulet de canon qui lui emporte la cuisse. Il tombe de cheval, et j'arrive sur-le-champ auprès de lui. Son état m'effraie, et je m'efforce en vain de lui parler : je ne puis balbutier un mot. « Quoi ! me dit-il, vous de qui j'attendais des consola-» tions, vous pleurez ! Pansez-moi : ce n'est rien si je ne » tombe pas au pouvoir de l'ennemi ». Conduit au village voisin (Steislingen), on l'entretient du danger de sa blessure pour le disposer à l'amputation. J...... ne laisse pas le temps de finir et prend la parole. « Laissez là votre sermon, » et s'il faut me couper la cuisse, rendez-moi au plutôt les » services que prescrit votre art ». Il avait été blessé à dix heures du matin : à cinq du soir il supporta l'opération avec le même sang-froid, et ne fit pas entendre un seul gémissement ; il y a plus, il me parla de choses indifférentes. Un tel courage, dans un jeune homme de vingt-un ans, était nécessairement soutenu par le sentiment de l'honneur : mais qu'il faut être fortement passionné pour ne pas paraître occupé de sensations aussi pénibles !....

Le rire.

Le rire, expression des passions gaies, se peint sur le visage, et a son siége dans le diaphragme. Lorsque ce muscle, convulsivement agité par une nouvelle ou un sentiment agréable, détermine une suite d'inspirations et d'expirations qui se succèdent rapidement, et constituent le rire, on remarque au visage l'épanouissement des muscles qui environnent la bouche, lesquels sont écartés de la ligne médiane par l'action des zigomatiques. L'air à chaque expiration sort de la bouche avec bruit, et l'on entend un éclat de voix qui se répète plusieurs fois de suite, quelquefois sur le même ton, d'autres fois sur des tons différens, qui vont en diminuant à chaque répétition.

Le rire, quoique jusqu'à un certain point involontaire, peut cependant être simulé à l'extérieur, parce qu'il est représenté par des muscles de la vie animale : le sourire en est l'imitation ; mais il n'est que sur les lèvres, et le diaphragme n'y a aucune part.

§ VI. *De l'origine du langage articulé.*

Personne jusqu'ici n'a pu déchirer le voile épais qui nous dérobe la connaissance de la mystérieuse antiquité. Nous ne savons ni quels furent les premiers hommes, ni ce qu'ils firent. Nous ignorons s'ils ont joui de la parole dès le moment de leur création, si Dieu, en leur donnant la religion, leur apprit en même temps à parler, comme le pensent Amman et Court de Gebelin ; et nous ne ferons pas d'inutiles recherches dans les chroniques de ces temps reculés pour le découvrir. Oubliant même

Un instant ce que nous dit l'Ecriture à ce sujet (1), nous nous permettrons quelques conjectures probables sur l'origine des langues (2). Diodore de Sicile et Vitruve avaient déjà pensé qu'errant sur la terre, les premiers hommes y vécurent pendant long-temps dans les cavernes et les forêts, n'articulant que des sons confus et indéterminés, exprimant en outre par des gestes grossiers et peu précis leurs sensations et leurs besoins. Pouvant marquer le desir, le consentement, le refus, le dégoût, etc. au moyen des mouvemens des bras et de la tête, ils peignaient par les diverses attitudes du corps tous les sentimens intérieurs, ils manifestaient l'indifférence, l'irrésolution, le combat de toutes les passions, le plaisir et la douleur, le chagrin et la joie, l'espérance et l'amour. Ce langage devenait élégant quand il était aidé des mouvemens du visage et des yeux.

Après un temps qu'il sera éternellement impossible de limiter, les hommes, obligés de se rapprocher, de se réunir en société pour se prêter des secours mutuels, virent s'accroître à-la-fois le nombre de leurs idées et leurs besoins, et ils ne tardèrent pas à s'appercevoir de l'insuffisance de leurs signes et de leurs cris. Les premiers signes qu'ils avaient employés étant une suite nécessaire de la conformation de leurs organes, et par conséquent très-bornés, ils servirent de types aux signes artificiels

------

(1) Court de Gebelin, *Hist. nat. de la Parole*, chap. 5.

(2) Le fond de cet article appartient à Varburthon. (Voy. *Essai sur les Hyérogliphes*, traduit de l'anglais par M. de Malpeine); et à Condillac. (*Voy. Essai sur l'origine des connaissances humaines.*)

qu'on leur ajouta. Ce fut sur leur modèle que les hommes en imaginèrent de nouveaux, dont ils convinrent entre eux, pour pouvoir facilement s'entendre et se faire entendre les uns aux autres. Les premiers avaient été donnés par la nature, ce fut l'analogie qui indiqua ceux-ci. La même chose arriva aux signes auditibles ou vocaux. Les premiers cris ne consistant qu'en une suite variée de sons inarticulés, expressions natives de quelque situation agréable ou pénible de l'ame, pouvaient encore désigner les seuls objets usuels. C'est ainsi que, guidés par la nature dans leur choix, l'analogie servit encore à en inventer de nouveaux, à mesure que les idées se multipliaient et que les desirs devenaient plus compliqués. Peu à peu on donna plus de précision au jeu des organes vocaux ; on convint que les sons prendraient diverses significations suivant leurs différentes modifications ; on prononça des mots énonçant des idées qui ne tombaient pas sous les sens, et alors seulement la parole naquit et put être l'interprète de l'intelligence. Telle a dû être l'origine des différentes langues.

Le langage des sons articulés devenu plus abondant, il parut aussi commode que le langage d'action, et on les employa également l'un et l'autre. Enfin le premier, étant devenu bien plus facile, son usage prévalut, et il remplaça totalement les gestes. En succédant au langage d'action, la parole dut en conserver le caractère : ce fut donc pour répondre aux mouvemens violens du corps que la voix s'éleva et s'abaissa par des intervalles fort sensibles : la prononciation admettait des inflexions de voix si fortes, qu'un musicien eût pu les noter avec de légers changemens. Cette prosodie a paru si naturelle aux hommes , que quelques-uns ont pensé qu'il était plus facile d'exprimer plusieurs idées avec le même mot prononcé sur différens tons , que de multiplier le nombre des mots à proportion de celui des idées. Tel est encore de nos jours le langage des Chinois , lequel se compose de trois cent vingt-huit monosyllabes , qu'ils varient sur cinq tons.

Si nous appliquons à l'individu les remarques que nous venons de faire sur l'espèce , nous serons convaincus que la parole n'est pas tellement naturelle à l'homme , qu'il n'ait besoin de l'acquérir par une espèce d'étude ; et de toutes les études de sa vie , celle-là pourrait bien être la plus étonnante ! Nous savons que le sourd de naissance , quoique pourvu d'un organe vocal parfaitement conformé , ne parle pas. La parole étant l'apanage de l'homme seul qui vit en société , elle ne peut être que le résultat de l'éducation. Qu'on veuille bien maintenant se rappeler ce que nous avons dit à l'article III de la voix et de la parole , on verra celle-ci se produire dans chaque individu a-peu-près comme nous avons vu qu'elle était née imparfaite , et s'était perfectionnée dans la suite pour les hommes considérés en général. Il résulte évidemment de-là que nous apprenons à parler comme nous apprenons à bien parler : la parole est donc un art. Personne n'a mieux développé cette vérité que le célèbre instituteur des sourds-muets. Pour ne pas altérer ses pensées , je vais rapporter ses riches et touchantes expressions (1) : « Depuis l'enfant qui bégaye les premiers mots qui frappent son oreille jusqu'au vieillard qui commence à les oublier , depuis l'esprit le plus obtus jusqu'à celui qui a le mieux

______

(1) Sicard , *Art de la Parole.*

exercé sa raison, la parole nous montre tous les degrés d'un art dans sa naissance, dans ses accroissemens successifs, et dans son perfectionnement.... Eh! quel autre art est d'un usage plus universel? Quel autre procure à l'ame qui, par son moyen, peut s'épancher toute entière dans l'ame des autres, des jouissances plus délicieuses? C'est par lui que s'établit entre les esprits cette correspondance bien plus parfaite que celle qui règne dans tous les autres êtres de la nature, puisque c'est lui qui brise en quelque sorte cette cloison qui sépare les ames; que c'est lui qui, par la manifestation de leurs pensées et de leurs affections ne fait de deux ames unies par une amitié véritable qu'une ame unique. Eh! quel autre art nous consolerait si souvent au milieu des angoisses de cette triste vie, si l'ame de ceux qui nous entourent était fermée pour notre ame par l'absence de la parole, si la nôtre ne pouvait s'ouvrir à son tour aux accens de la douce amitié? Eh! quels signes remplaceraient jamais le doux nom d'ami, quand la langue du cœur le prononce et l'adresse à l'oreille du cœur » ?

§ VII. *De l'influence du climat sur les langues, et de l'Accent.*

Le divin vieillard avait déjà observé les modifications que la voix reçoit de la part du climat. Il remarque, dans son immortel Traité d'Hygiène, que l'Asie (la partie située sous la zone tempérée), où la nature est plus belle et plus riante qu'en Europe, a un climat plus doux et des mœurs aussi plus douces, que les hommes y ont une belle taille et une voix agréable. Il ajoute que ceux qui habitent le long du Phase, ce pays marécageux, humide et couvert, sont pâles et défaits, et ont la voix grave et rauque, à cause de la grossièreté et de l'humidité de l'air (1). Les montagnards, au contraire, ont ordinairement la voix forte et éclatante. On pourrait donc dire que chaque peuple a sa voix, outre son accent et sa prononciation. Celle de l'Italien est haute et aiguë, celle du Hollandais est grave.

Nous allons essayer d'appliquer au langage des différens peuples, les remarques que ce grand homme fit, il y a plus de deux mille ans, sur leur voix. Nous verrons que la température sous laquelle ils vivent n'influe pas moins sur leurs langues que sur leurs mœurs ; qu'elle contribue partout à modifier les sons articulés, soit en prolongeant, ou abrégeant la durée, soit enfin en changeant le ton des syllabes ou des mots qui les composent : cette modification que l'on nomme *accent*, est, pour ainsi dire, un chant continuel ajouté à la parole (1).

L'accent, très-marqué dans les pays méridionaux, est presqu'insensible dans ces climats heureux qui jouissent constamment d'une température également éloignée des excès de la chaleur et du froid. Là se trouvent les belles voix, là aussi les langues sont plus sonores, plus délicates, et plus mélodieuses. Avec des mœurs guerrières, ces peuples auront une langue hardie, franche et énergique. Si, quoique guerrières, elles sont tempérées par les soins de la culture et des arts, ce mélange donnera plus de douceur aux expressions belliqueuses, et répandra sur elles

---

(1) *Hippocratis Coi, de Aëre, Locis et Aquis.*

(2) M. Suard a dit : « L'accent est une inflexion quelconque de la voix sur une syllabe ».

plus de sensibilité. De même que son génie, le langage
d'un peuple porte aussi l'empreinte de son gouvernement.
C'est donc au gouvernement, protecteur de l'agriculture
et du commerce, à celui qui encourage également les
arts de la paix et de la guerre, qui sait profiter de tout
ce que la nature et la faveur du climat ont fait pour lui,
qu'est réservé la gloire de donner à un peuple le plus beau
génie et la langue la plus belle. Telle fut autrefois la langue d'Athènes (1).

Si nous portons actuellement notre attention vers le
Nord, nous trouverons sous le 65e degré, chez les habitans de la Suède et de la Norwège, une langue qui con-
serve encore beaucoup de l'âpreté de celles qui lui don-
nèrent naissance, dont les mots, pour la plupart durement
articulés, simulent de rauques mugissemens, et coûtent
autant de peine aux organes qui les produisent qu'ils en
feraient à l'oreille délicate qui pourrait les entendre.

Le froid excessif qui se fait sentir en Laponie y a dé-
gradé l'espèce humaine. On n'y trouve que des hommes
rapétissés, stupides et grossiers, dont la voix est très-
grêle ; ce qui est dû sans doute à la rigidité que contractent les muscles de la glotte par l'impression d'un air
glacé.

Le soleil brûlant qui dévore en Afrique l'habitant de la
Côte-d'or, et dans le Nouveau-Monde l'homme vivant sur
les bords de la rivière des Amazones, produit sur eux un
effet analogue. Les uns et les autres de ces peuples sont
brutaux, cruels, et ne font que commencer à se civili-
ser. Leur langue, qui mérite à peine ce nom, se compose

---

(1) Clément, *Annuaire de la littérature française.*

de sons aigus qui , souvent à peine articulés, imitent le sifflement des serpens.

Mais qu'est-il besoin de rechercher les hommes placés sous les latitudes extrêmes? et sans s'être exposé aux éternels frimats de la zone glaciale , ni aux excessives chaleurs que l'on éprouve sous la ligne , chacun ne sait-il pas que quelques degrés de plus vers le Nord ou le Sud , se marquent , même dans les langues des régions tempérées? Pour ne pas sortir de notre pays , ne savons-nous pas que le Parisien , le Lyonnais , et le Limousin , qui voyent tous aux mêmes époques arriver et partir les hirondelles , parlent bien différemment le français. Le premier le parle sans varier ses intonations ; l'accent, quoique différent, est très-marqué dans la bouche des deux autres.

§. VIII. *De la déclamation.*

La déclamation est une modification de la voix articulée qui n'a ni le ton animé de la parole , ni la vivacité du chant , et paraît tenir le milieu entr'eux (1) : réduite en art , elle n'est qu'une combinaison plus parfaite de l'accent. Employée à l'expression énergique de nos desirs , et lorsque nous voulons obtenir de grands effets de nos discours , la déclamation s'accompagne ordinairement des gestes. Pour produire des sensations plus fortes , l'orateur parle à la fois deux langues à ses auditeurs ; tandis que ses paroles transmettent à leurs oreilles ses vigoureuses pensées, les mouvemens de ses membres , des sourcils ,

---

(2) On la définit aussi l'art de donner le ton qui convient à chaque chose dans un discours. Le Camus , *Médecine de l'esprit.*

des yeux et de toutes les parties de son visage, les communiquent à leurs yeux ; il s'est ouvert deux entrées pour arriver à l'ame qu'il émeut plus facilement, qu'il agite avec violence. «Tout confirme, dit Condillac, que la prononciation des anciens dans le discours familier, que leur déclamation étaient un chant proprement dit. Notre unique objet quand nous déclamons, c'est de rendre nos pensées d'une manière plus sensible, mais sans nous écarter beaucoup de celle que nous jugeons naturelle. Aujourd'hui la déclamation est devenue plus simple, les gestes sont moins variés et moins caractérisés. Il est donc plus difficile maintenant d'exceller dans cet art que de leur temps ; car, moins nous permettons d'écart dans la voix et dans le geste, et plus nous exigeons de finesse dans le jeu ». C'est parce que l'éloquence conduisait aux plus grands fortunes, que cet art fut, chez les Grecs et les Romains, un des principaux objets de l'éducation. Inséparable des lettres et des sciences, il a contribué comme elles à consacrer le repos de ces nations qui se sont disputé tour à tour le droit d'éclairer la terre après l'avoir ravagée.

Demosthènes, auquel tout le monde savant donne la première place parmi les orateurs, donnait en fait d'éloquence, à l'action le premier, le second et le troisième rang.

Cicéron n'en faisait pas un moins grand cas. Dans la suite, des hommes d'un talent bien inférieur y ont souvent eu recours avec autant de succès. Lorsque Antoine, l'orateur, plaidant pour Aquilius, déchira l'habit de l'accusé, et fit voir les blessures, qu'il avait reçues en combattant pour la patrie, se fia-t-il à la force de ses raisons ? non ;

mais il arracha des larmes au peuple romain, qui ne put résister à un spectacle si touchant, et renvoya le criminel absous (1) Un homme de tête qui parle avec force, dit Labruyère (2), ramène les esprits les plus emportés. Blesus ne dit que trois mots à des légions mutinées, et le désordre fut aussitôt calmé. Ce fait de Tacite me rappelle un beau moment de la vie du célèbre Fox. C'est celui où seul il arrêta une sédition de la turbulante populace de Londres, qui s'était insurgée et menaçait l'autorité suprême, en s'élançant au milieu de la tourbe, et prononçant avec véhémence : la loi, la loi !.....

§ IX. *De l'Engastrimisme, ou des Ventriloques.*

Le mot *engastrimisme* (3) a jusqu'ici été improprement employé pour désigner cette voix particulière qui se produit faiblement au gré de quelques individus heureusement conformés, et qui paraît venir de très-loin : ce qui fit penser autrefois qu'elle sortait de leur estomac. De la même source dérive le nom de *ventriloque* donné par les Latins aux individus qui présentaient ce phénomène. Je démontrerai dans la suite l'inconvenance de ces mots, qui devraient être bannis du langage scientifique, puisqu'ils expriment une idée fausse. Cependant, comme l'usage n'en a pas encore introduit de plus justes dans notre langue, je m'en servirai toutes les fois qu'il en sera besoin.

---

(1) *Cours de littérature*, par Laharpe.

(2) *Caractères de Labruyère.*

(3) Ce mot est composé de trois mots grecs, *en*, dans ; *gaster*, ventre, et *muthos*, parole.

On croyait encore à l'existence des démons, et l'on im-
molait encore des victimes humaines sur les autels de
la superstition, lorsque les ventriloques s'étaient déjà
rendus fameux. Le peuple ignorant auquel ils se mon-
traient, tantôt criait au miracle, et d'autres fois les re-
gardait comme des sorciers. Il se trouva même parmi
les hommes façonnés par la culture des sciences, des
gens aveugles, des théologiens surtout qui les vouèrent
à la proscription. On les accusait de divination, de magie, sous le faux prétexte que le diable répondait de leur
ventre aux questions qu'on leur faisait, et sur ce ridicule motif on les vit jadis exilés de leur patrie. Avant de
passer à l'explication de ce phénomène, je crois devoir
rapporter, d'après M. de la Chapelle (1), quelques his-
toires de ventriloques : elles sont nécessaires pour prouver, 1°. que l'engastrimisme a été très-anciennement
observé ; 2°. que l'on a eu sur son mécanisme des notions assez précises avant l'époque à laquelle nous vivons.

Le premier fait a été raconté par Jean Brodeau, qui
en fut le témoin (2). « Il y avait à Paris un valet-de-chambre de François Ier., nommé *Louis Brabant*, qui fit
parler de lui par des tours bien étranges : c'était un
des plus insignes ventriloques qui aient jamais paru,
souverainement adroit, surtout dans l'art de contrefaire
le son de voix, les gémissemens, et les sanglots des morts
qu'il avait connus. Il se passionna pour une jeune personne bien faite et riche autant que belle, que le père

---

(1) *Le Ventriloque*, de la Chapelle, 1772.

(2) *Miscellanea*, lib. 8. Cet auteur, né à Tour, mourut
en 1560.

lui refusa en mariage. Celui-ci étant venu à mourir, Louis Brabant va trouver la mère de la pupille qui ne savait rien des prestiges du valet-de-chambre. Elle entend en plein jour et en présence du monde qui se trouvait là , une voix tout à fait semblable à celle de son mari : « donnez , lui criait - il , votre fille à Louis Brabant qui vous la demande ; j'endure des tourmens inexprimables pour la lui avoir refusée de mon vivant. Si vous suivez mes conseils , je ne serai pas long-temps dans ce lieu de souffrance ; vous procurerez à la fois deux grands biens , un brave homme à votre fille , et un repos éternel à votre pauvre mari ». Tout cela fut prononcé la bouche bien close , et avec tant d'art , que la dame , très-intimidée , se hâta de lui donner sa fille. On sait que peu après il employa le même stratagème pour extorquer une somme considérable à un riche banquier de Lyon » , etc.

Au rapport de Vandale , médecin de Harlem , on voyait , en 1685 , dans l'hôpital des vieillards à Amsterdam , une femme de soixante-treize ans , nommée *Barbara Jacobi* , qui attirait la foule dans sa chambre. Elle se tenait à côté d'un petit lit dont elle écartait les rideaux , le visage à découvert et tourné du côté vers lequel elle adressait le parole. Elle parlait , ou faisait semblant de parler à un homme quelle appelait *Joachim* , comme s'il y eût été couché. Les questions et les réponses , bien relatives , se faisaient de part et d'autre avec un air de vérité qu'il n'était pas possible de suspecter , tant était grande la différence des deux voix. Selon ce qu'elle disait à son prétendu Joachim , on entendait cet homme tantôt pleurer , et tantôt rire ; quelquefois il poussait des gémissemens , ou faisait des exclamations , d'autres fois il se mettait à chanter, et tout cela avec tant d'art et de grace, qu'il n'y avait jamais ni la moindre hésitation, ni la plus légère interruption, au point que l'illusion était absolument complète. Les spectateurs auraient tous juré que les réponses partaient véritablement de quelque homme caché dans le lit, si, par des recherches exactes, on ne se fût bien assuré du contraire, etc.

Jerôme Oleaster, grand-inquisiteur de Portugal, vers le milieu du seizième siècle, nous a transmis ce qui suit (1) : « Dans ma jeunesse je me rappelle avoir vu, au collège royal de Lisbonne, une certaine Cécile que l'on amena au Palais, et qui comparut devant le Sénat. On entendait partir de diverses parties de son corps une voix grêle, qu'elle attribuait à un certain Pierre Jean, mort depuis quelque temps. Cette voix répondait sur-le-champ, et très-vite aux questions qu'on lui faisait, et elle ne cessait de recommander à la charité de tout le monde l'indigence de la pauvre Cécile.... Par le jugement du Sénat, cette malheureuse fille fut exilée à l'île de St.-Thomas ». Ce serait accumuler les citations que d'en présenter d'autres.

Voyons maintenant quelles ont été les opinions des médecins sur le mécanisme de l'engastrimisme. Cassérius, disciple du bon Fabrice d'Aquapendente, soutint autrefois très-sérieusement, que ce ne pouvait être qu'un effet de la magie, et une pure opération diabolique. Amman, plus philosophe, dit ensuite que les ventriloques parlaient en inspirant ; mais cela ne peut être. Nous concevons bien que l'on peut parler bas en inspirant,

---

(1) In-folio. *Isaïas inter majores prophetas primus.*

et alors l'articulation se fait seulement par les lèvres, les dents, la langue et le palais ; tandis que la voix haute ne peut guère se former que par l'émission brusque de l'air à travers la glotte. Sans m'arrêter servilement à toutes les époques marquantes de cette histoire, je me transporte à l'an 1770 : ce ne fut qu'alors que ce mystère fut connu. M. le Baron de Mengen, colonel autrichien et ventriloque fameux, est l'homme auquel nous avons cette obligation. Voici comment il s'exprime dans une lettre imprimée cette année-là à Paris. « Quand aux sons que je fais entendre, voici comment je les produis : je presse fortement la langue contre les dents, et la joue gauche, et c'est entr'elles que se forme ma voix. Pour cela j'ai la précaution de tenir en réserve, dans le gosier, une portion d'air suffisante soit pour chanter, soit pour parler à l'ordinaire, sans que le ventre ou l'estomac y aient aucune part ; et c'est uniquement avec cette portion d'air en réserve, modérée, retenue et échappée avec effort, que je produis la voix que j'ai dessein de faire entendre. Ajoutez à cela une disposition dans ma langue très-subtile, moyennant laquelle j'articule fort intelligiblement toutes les syllabes, soit que je chante ou que je converse, sans me permettre le moindre mouvement des lèvres, et toujours occupé à retenir, jusqu'à la fin de chaque période ou sentence, l'air qui sort des poumons ». Devait-on d'après cela s'attendre à retrouver cette erreur d'Amman dans un traité de splanchnologie publié à Paris en l'an 9? Désireux de vérifier les faits annoncés par M. de Mengen, j'ai rendu plusieurs visites au cit. Borel, ventriloque du café de la grotte, au Palais du Tribunat. C'est un homme de moyenne stature, à large

(112)

poitrine , qui , comme tout le monde sait , dialogue
avec une grande apparence de vérité , par le timbre
très-différent qu'il sait donner aux deux voix , et peut,
sous ce rapport , induire en erreur les personnes près desquelles il parle , en ayant attention de leur tourner le dos.
Je l'ai attentivement examiné dans quelques entretiens
familiers où il s'est livré à tous les genres d'exercices
que comportent ses facultés engastrimiques , et je me suis
bien assuré que tout son art consiste à savoir bien ménager
l'air que lui fournit une grande inspiration , et à n'expirer
qu'avec la plus sévère économie. Il parle dans tous les cas
la bouche entr'ouverte , pouvant bien , il est vrai, lorsqu'il
simule une voix aiguë , rapprocher davantage les lèvres en
laissant sortir l'air par les narines : mais toujours les mouvemens de l'articulation sont visibles pour l'observateur qui y
regarde de près. Son talent, comme l'on voit, est moins merveilleux que celui du colonnel autrichien , et de L. Brabant.
Comme cet exercice le fatigue beaucoup , pour y être plus
propre il ne fait que de médiocres repas , et ne s'amuse de
son art qu'un certain temps après les avoir pris.

Tout Paris a vu , à la phantasmagorie du cit. Robertson ,
le cit. Fitz-James , autre ventriloque fameux. Il paraît
avoir acquis encore plus de souplesse dans le jeu des
organes vocaux et respiratoires. Il peut imiter six à huit
voix différentes , et simuler seul , avec beaucoup de vérité
une discussion vive au milieu de la société populaire de
Nanterre. M. Richerand (1) a eu occasion de l'observer en
particulier , et a consigné dans son ouvrage , à son sujet ,
des détails curieux et satisfaisans.

---

(1) *Elémens de Physiologie*, t. 2.

TROISIÈME PARTIE.

PATHOLOGIE.

L'ÉTAT non naturel de la parole et de la voix peut,
1º ne pas troubler les autres fonctions de l'économie, et
se présenter dans l'homme sain ; 2º ou bien il peut ac-
compagner une maladie dont il n'est que le symptôme,
et quelquefois la constituer à lui seul. Ayant à en traiter
sous ces deux rapports, je vais considérer dans un premier
chapitre les vices de la parole et de la voix ; le second aura
pour objet l'influence des maladies sur elles, et leurs maladies en particulier.

CHAPITRE PREMIER.

Des vices de la parole et de la voix.

ARTICLE PREMIER.

Du Bégaiement.

Ce mot peut être pris génériquement, et désigner tout
vice dans la prononciation compatible avec l'état de santé.
Il dépend de deux causes : ou de la mauvaise habitude
contractée dès l'enfance, ou de la défectueuse conformation des organes ; ainsi l'embarras de la langue, son
excessive longueur ou épaisseur, sa brièveté, l'excès ou
la diminution de son irritabilité, le déterminent le plus
souvent. Nous ne pensons pas, avec Delius, que la dupli-
cité de la luette en soit la cause ordinaire. Morgagni (1)

----

(1) *De Sedibus et Causis Morbor.* Epist. anat. med. **XIV,**
art. 37.

ne l'avait jamais remarqué chez des sujets qui lui ont montré la luette double.

C'est au premier genre de bégaiement que se rapporte l'habitude qu'ont les Gascons de prononcer le *b* pour le *v*, de dire, par exemple, *boir la bille* pour voir la ville, celle de quelques personnes qui remplacent le *g* par un *z ;* ainsi on voit des petites-maîtresses qui, pour ne pas prononcer péniblement pigeon, disent *pizon.* Il existe dans l'hôpital des Pélerins de St.-Jacques de Compostelle une famille entière qui prouve mieux que ne le feraient tous les raisonnemens, l'influence d'une éducation peu soignée, et les effets pernicieux des mauvais exemples sur les enfans : c'est celle de M. Cuervo, pharmacien en chef. Son aïeul, lui, et tous ses enfans se sont fait remarquer, parce qu'ils ne peuvent prononcer les lettres palatines et gutturales *g, k,* etc. Un seul fils est exempt de cette incommodité ; mais c'est qu'il a été élevé à Madrid, et que pendant sa jeunesse il n'est point retourné chez ses parens.

Le second genre de bégaiement présente plusieurs espèces : je vais, sans m'y appesantir, noter les principales.

1° L'hésitation est ce vice de la parole dans lequel l'individu qui en est affecté s'arrête sur une syllabe et la répète, ou prononce avec effort celle qui suit, et quelquefois les répète toutes en les précipitant. Il a lieu surtout dans la prononciation du *k,* qui exige l'élévation de la base de la langue, etc. Or, lorsque la langue se meut difficilement, soit par atonie, soit par une faiblesse ou une disposition originaire, on ne peut le prononcer qu'avec peine. Dans ce cas les contorsions des muscles de la face indiquent assez les efforts que l'on est obligé de faire. Demosthènes apporta en naissant cette fâcheuse disposition, mais il parvint dans la suite à rectifier et perfectionner sa prononciation, en s'arrêtant tous les jours sur le rivage de la mer, où, la bouche remplie de cailloux, il haranguait les flots.

2° Le grasseyement appartient surtout aux enfans et aux femmes. Effet ordinaire d'une mauvaise habitude, il peut aussi tenir à une affectation ridicule, ou à un vice de la langue qui est trop pesante, du frein trop court, qui s'oppose à la liberté de ses trémulations dans la prononciation de l'*r*. Dans le cas de vice organique on doit recourir aux moyens chirurgicaux qui y remédient. La section du filet est souvent nécessaire, et ordinairement elle suffit pour rétablir l'ordre naturel ; cependant Celse nous fournit l'exemple d'un cas dans lequel elle fut inutile (1).

3° On nomme lambdacisme ce défaut dans l'articulation des enfans qui substituent *l* à *r* trop difficile. Je ne reviendrai pas sur ce que j'en ai dit antérieurement.

4° Le sesseyement consiste dans la prononciation trop exprimée des consonnes sifflantes, telles que l'*s*, le *c*. Il est quelques personnes chez lesquelles l'articulation de ces lettres résonne, pour ainsi dire, comme une lime douce qui agit sur le fer, et peut à peine être supportée. Ceci se remarque principalement chez celles qui ont

---

(1) A. Corn. Celsi, *de Medicinâ*, lib. 7, cap. xii : *Ego autem cognovi, qui succisâ linguâ, cùm abundè super dentes eam pomeret, non tamen loquendi facultatem consecutus est.*

perdu leurs dents incisives , et font entendre un sifflement très-désagréable.

5o Celui de tous les vices de la prononciation que l'on supporte le plus péniblement c'est celui des personne# qui parlent à pleine bouche. L'épaisseur de la langue , son immobilité et l'humidité abondante de la bouche y donnent souvent naissance.

6o Le hottentotisme est cet état , heureusement rare , de certains individus qui entendent parfaitement tous les sons prononcés , mais les modifient tellement en les articulant qu'ils deviennent inintelligibles. Amman a guéri de ce vice la fille de J. Wéer , échevin de Harlem , qui ne prononçait pour tout langage qu'un son confus et ridicule de *t* , en l'instruisant à la manière des sourds-muets.

Remarquons , pour terminer , qu'un peu d'attention et de bonne volonté suffisent communément pour rendre aux organes leur action libre. Le récit devant quelques amis de ce qu'on a lu récemment , le soin de répéter souvent des vers appris par cœur , les paroles articulées posément s'opposent au progrès du mal , et quelquefois le corrigent.

ARTICLE SECOND.

Du Mutisme.

Le mutisme ou l'absence de la parole a lieu dans deux cas très-différens : il est accidentel ou de naissance. Je parlerai du premier en traitant des diverses maladies qui l'entraînent ; je ne m'occupe en ce moment que du second.

Il se remarque toujours chez les enfans nés sourds , et il

est une suite inévitable de la surdité. L'oreille de ces enfans étant fermée aux sons, ils n'ont pu entendre prononcer : n'ayant aucune idée des sons, comment auraient-ils appris à parler ? Il serait difficile de dire précisément à quoi tient cette surdité ; les recherches faites à ce sujet jusqu'à ce jour ne sont propres qu'à nous laisser dans le doute sur sa vraie cause. Le plus souvent on a trouvé les organes de l'ouïe dans la plus parfaite intégrité. Il y a cependant à cela quelques exceptions, et j'en citerai une. M. Thierry a disséqué le crâne d'un sourd et muet de naissance qui mourut à vingt ans, à l'hôpital général de Madrid, et il a observé qu'il n'y avait pas de membrane du timpan d'un côté, que l'autre était en lambeaux, et que tous les osselets étaient entourés d'une matière tophacée et calcaire (1). Jamais au contraire les organes vocaux n'offrent la moindre altération ; ils sont parfaitement conformés, cependant silencieux, jusqu'à ce qu'un art bienfaisant vienne faire jouir l'individu d'une nouvelle vie en étendant la sphère de ses connaissances et ses moyens de communication avec ses semblables. Cet art merveilleux et inestimable qui a pour objet l'instruction des sourds et muets, prit naissance en Espagne au milieu du seizième siècle, et fut trouvé, presqu'en même temps, par Wallis, mathématicien anglais, et Conrad Amman, médecin d'un village près de Leyde. Ensuite la France en fut redevable à Pereyre. Mais combien cet art était encore près de son enfance ! il se bornait à un alphabet artificiel destiné à apprendre la valeur des lettres

---

(1) Thierry, *Observations de Médecine et de Physique faites en Espagne en 1791.*

et à les assembler en mots pour exprimer les besoins ordinaires de la vie, et se procurer les moyens de les satisfaire. M. l'abbé de l'Epée a porté très-loin cet art, qui
paraît être arrivé à la perfection, graces au philantrope
et célèbre Sicard, qui lui a succédé dans l'enseignement
des sourds et muets de Paris. Ce n'est pas à faire parler
ses élèves qu'il s'applique surtout : puisqu'ils n'entendent
pas, l'utilité de cette faculté serait très-limitée pour eux:
cultiver leur intelligence, en étendre le domaine, tel est
le but qu'il se propose et que remplit sa méthode. Le
langage d'action est devenu pour lui un art méthodique
aussi simple que facile, au moyen duquel il donne aux
sourds et muets des idées de toute espèce, et des idées
plus précises et plus exactes que celles qu'on acquiert
communément avec le secours de l'ouïe. Il lui était
réservé de les familiariser avec les dogmes de la religion,
avec les idées abstraites. Eût-on pu, avant lui, former
un Massieu, en faire un grammairien aussi habile qu'un
savant littérateur ?

C'est à l'œil du sourd, c'est à son toucher qu'il faut
parler pour parvenir à l'instruire. Cette instruction n'étant
pas de mon sujet, je ne puis en donner qu'une idée succincte,
en renvoyant à la grammaire de M. Sicard ceux qui
feraient de cette matière l'objet de leurs recherches.

1º. L'élève doit regarder attentivement les mouvemens
des lèvres du maître lorsqu'il articule une lettre, après lui
en avoir mis l'image sous les yeux, et chercher à la prononcer lui-même en s'essayant devant un miroir ; 2º. on
lui fait remarquer les mouvemens du larynx en appliquant
un de ses doigts à sa partie inférieure entre le cartilage
thyroïde et le cricoïde, en même temps que le maître

s'est saisi d'un de ses bras et le serre faiblement ou fort ,
suivant la nécessité d'exprimer avec modération ou véhémence ; 3°. on lui pince d'autres fois le nez, ou bien on met
un de ses doigts dans la bouche parlante pour lui montrer
quelle quantité d'air on expulse , et les divers mouvemens
de cette cavité ; 4°. on l'habitue à dessiner les lettres , et
on fait un alphabet dactyologique de sa main en variant la
position et les mouvemens des doigts ; lorsque le sourd et
muet est très-avancé , il comprend des phrases que le
maître écrit avec une grande vîtesse dans l'air avec un
doigt. L'expression la plus fine des yeux, les mouvemens
les plus légers du visage , sont très-significatifs pour le
sourd-muet , il n'en perd aucun ; et c'est pour lui surtout
que l'œil est le sens de l'esprit et la langue de l'intelligence.

Je ne puis passer sous silence l'histoire de deux sourds
et muets, dont l'un recouvra inopinément la parole , tandis
que l'autre la dut aux secours de l'art. A Chartre , un jeune
homme de vingt-trois ans , sourd et muet de naissance,
commença tout-à-coup à parler , au grand étonnement de
toute la ville. On sut de lui que trois ou quatre mois auparavant il avait entendu le son des cloches , et avait été
extrêmement surpris de cette sensation à lui inconnue.
Ensuite il lui était sorti une sorte d'eau de l'oreille gauche ,
et il avait entendu parfaitement des deux oreilles. Il fut
plusieurs mois à écouter sans rien dire , s'accoutumant à
répéter tout bas les paroles qu'il entendait , et s'affermissant
dans la prononciation et dans les idées attachées aux mots.
Enfin il se crut en état de rompre le silence , et il déclara
qu'il parlait, quoique ce ne fût encore qu'imparfaitement (1).

____

(1) *Mém. de l'Acad. royale des Sc.* , ann. 1703.

Une demoiselle de Malaga étoit née sourde et muette. Sa mère dans la grossesse dont elle fut le fruit s'était bien portée jusqu'au huitième mois, époque à laquelle son esprit fut tout-à-coup troublé par le spectacle déchirant de son mari poignardé en sa présence par un domestique. A l'instant elle éprouva un tremblement général, et resta évanouie pendant quatre heures; des douleurs se firent sentir dans tout le corps, et son enfant cessa de remuer : une perte de sang survint, et cinq jours après elle accoucha d'une fille saine et vigoureuse dont voici l'histoire. On la confia à une nourrice négligente qui la laissait nue et couchée sur la terre. Au temps où les enfans commencent à balbutier, elle n'articulait aucune syllabe, ne poussait même aucun cri. Son silence inquiéta ses parens, qui consultèrent divers médecins d'Espagne : quelques-uns avaient jugé cette maladie incurable. On essaya beaucoup de remèdes, on se lassa de les employer toujours infructueusement, et à sept ans on en cessa totalement l'usage. Cette demoiselle était arrivée à l'âge de vingt ans, lorsque M. Paroisse fut consulté : elle manifestait beaucoup d'intelligence, et avait dans le meilleur état possible les organes de la bouche : il remarqua que la langue était un peu plus épaisse que dans l'état naturel, et en conclut qu'il y avait paralysie de cet organe. Le 30 ventôse il fit appliquer deux moxas de la largeur d'un écu de 6 francs, l'un à la nuque, l'autre sous le menton, le plus près possible de la base de la langue. La fièvre de suppuration se termina au bout de quarante-huit heures par d'abondantes transpirations. Le 14 germinal, chute des escarres et suppuration considérable. Après quinze jours la langue jouissait de mouvemens très-étendus et parut moins épaisse. On fit plusieurs fois par jour des fumigations dans les oreilles ; le vingt-deuxième jour de leur usage, écoulement abondant d'une humeur épaisse et jaunâtre : il dura dix jours.

Après ces crises l'appétit était vorace, la malade avait pris de la gaîté et acquis un surcroît d'intelligence. La fête d'un saint arriva ; elle entendit pour la première fois le son des cloches, et ce fut avec un étonnement mêlé de joie, quelque temps après la surdité disparut complètement. On lui fit perdre peu à peu l'usage des signes inarticulés pour y substituer la parole. Elle entend maintenant très-bien, et prononce distinctement les mots qu'elle sait ; et si elle n'a pas encore de conversation suivie, ce n'est pas par difficulté de prononciation, mais par ce qu'elle ne sait point encore la langue que parlent ses parens (1).

Que peut-on inférer de ces deux observations? Dira-t-on que la surdité et mutité de naissance ne sont pas toujours incurables ? où aimera-t-on mieux ne voir dans les individus précités que des affections légères des organes auditifs et vocaux, en rejetant l'idée de la surdité de naissance? *Videant practici !*

CHAPITRE II.

De l'influence des maladies sur la voix et la parole.

Après avoir étudié le mécanisme de la voix et de la parole, nous avons examiné les modifications qu'elles présentent, leurs différences suivant le tempérament, le

____

(1) Fait publié par M. Paroisse, membre du Collége des médecins de Madrid.

caractère des individus, etc. chez les différens peuples, et nous avons enfin dit quelque chose de leurs vices. Il me reste maintenant, pour remplir la tâche que je m'étais imposée, à les considérer dans l'homme malade. Mon intention n'est point de donner un traité des maladies de la voix. Ce n'est point à un jeune homme qu'il appartient d'avancer la médecine pratique (1) : au moins je me suis rendu cette justice. D'ailleurs, en consultant les observateurs, il m'a semblé que les faits n'étaient point encore assez nombreux pour offrir un corps de doctrine sur ce sujet. Partant de là, je ne me suis proposé que de jeter un coup-d'œil sur les diverses maladies, et de noter celles qui ont une influence remarquable sur la voix : je me suis quelquefois étayé de l'autorité des maîtres en rapportant les observations qui étaient à ma connaissance. Les médecins dogmatiques ont rangé toutes les maladies sous deux grandes classes : la première comprend les maladies externes, la deuxième les maladies internes.

§ 1er. *De l'influence des maladies externes sur la voix et la parole.*

Parmi les maladies externes qui modifient la voix, il faut placer en première ligne les vices des organes vocaux, dont j'ai parlé assez pour pouvoir me dispenser d'y revenir. Il en est de même de leur plaies et des ulcères qui peuvent y survenir.

____

(1) J'ose espérer qu'on n'interprétera pas malignement mes expressions. J'ai lu avec autant d'intérêt que de profit les ouvrages de plusieurs de mes condisciples, et personne ne rend plus que moi justice au mérite de leurs utiles travaux.

Le goître influe aussi évidemment sur elle ; l'homme attaqué d'un goître volumineux a la voix sourde, et la parole par fois embarrassée.

La présence des corps étrangers dans le larynx et la trachée-artère, en interceptant plus ou moins le passage de l'air dans l'inspiration et l'expiration, produit ordinairement un râlement, souvent s'accompagne d'altération très-marquée de la voix, quelquefois même de son extinction. Je pourrais à ce sujet fournir une observation que mon oncle fit à Chablis, en 1791, lorsque je commençais sous lui l'étude de l'art de guérir. On y verrait une petite fille de six ans à laquelle des camarades avaient poussé, en jouant, un haricot dans l'arrière-bouche. Bientôt elle souffrit tous les accidens indicateurs de son séjour dans le larynx. D'abord toux convulsive, imminence de suffocation, efforts violens pour vomir ; puis douleur sourde au larynx (1), et respiration avec râle, mais déglutition facile. Toux sèche, qui devenait par instant suffocative ; alors convulsion des membres, face gonflée et violette. Disparition subite de ces symptômes, après quoi elle reprenait ses amusemens ordinaires : ils ne tardaient pas à reparaître dès qu'elle riait, se couchait, ou faisait quelques grands mouvemens. Que fit le cit. G....... pendant trois semaines qu'il vit cette malheureuse dans cet état ? Spectateur bénévole, lorsqu'il fallait agir, il donnait des tisannes béchiques et des loks. La petite malade maigrissait visiblement, et les accidens revenaient à des intervalles plus rapprochés. Ce ne fut qu'alors que mon oncle fut appelé ; il examina l'enfant, reconnut la cause de son

______

(1) Que la malade montroit avec le doigt.

état, et déclara que s'il était un moyen de le sauver, c'était la laryngotomie : il insista sur la nécessité d'y recourir au plutôt. Les parens effrayés consultèrent la famille, etc. on s'opposa à l'opération, on voulut tenter un vomitif. Le lendemain aphonie et mort. L'ouverture du corps faite devant des témoins dignes de foi vint confirmer la justesse du pronostic : on trouva l'enveloppe du haricot dans le ventricule droit du larynx, et le pois lui-même dans la trachée près la division en bronches. J'ai cru inutile de m'étendre sur les détails, on les retrouve dans les observations de MM. Louis, Lescure, de la Romiguiere, Muys et Verdier, consignées dans les Mémoires de l'Académie de Chirurgie (1). Dans quelques sujets la voix était devenue rauque, chez d'autres elle était réduite à un sifflement violent, ou bien elle était totalement empêchée. L'opération seule est le secours que la raison approuve et que l'expérience a montré être salutaire dans ces cas. La plupart des observations accusent l'opposition meurtrière des consultans, dont l'ignorance est inexcusable sur un fait de cette importance.

§. II. *De l'influence des maladies internes sur la voix et la parole.*

Pour ne point m'égarer dans mes recherches, j'avais besoin d'être dirigé par une méthode : j'ai cru ne pouvoir choisir un meilleur guide que la Nosographie philosophique. Je vais donc examiner rapidement et dans l'ordre que M. le professeur Pinel nous a tracé, les affections maladives internes.

(1) Tome 12, page 292.

CLASSE PREMIÈRE. *Fièvres.*

Les accès des fièvres intermittentes, gastriques et muqueuses sont ordinairement accompagnés d'une parole prompte et brusque. Presque tous les malades dans ces cas sont disposés à babiller.

Dans les fièvres adynamiques, la voix est languissante, traînante dès le commencement ; dans le second degré le malade ne parle pas, à moins qu'on ne l'interroge ; il répond avec peine, et ne se plaint de rien. Leur terminaison funeste s'annonce par l'aphonie, ou le râlement (1). Ici s'applique parfaitement cet aphorisme : « *Aphonia in acutis undecùmque sit, brevi mors est* ». Duretus. Lorsque la maladie marche vers une terminaison favorable, que le malade reprend des forces, on s'en apperçoit autant à sa voix que par le retour de ses autres fonctions ; il parle un peu plus et sa voix est plus forte plus assurée : bientôt elle reprend son timbre naturel.

---

(1) On appelle *râle* ou *râlement* ce bruit rauque et très-désagréable qui se fait entendre dans les mouvemens d'inspiration et d'expiration de la plupart des malades qui vont perdre la vie. On le retrouve chez les apoplectiques et les asthmatiques. Sauvages ayant observé chez un malade dans cet état qui ouvroit fortement la bouche, un mouvement de tremblement dans le voile du palais, il s'est demandé si dans tous les cas ce mouvement pouvait le produire ? Je ne le pense pas ; il me semble que ce n'est là qu'un phénomène accessoire.

Il est commun d'observer , dans les fièvres ataxiques continues, l'impossibilité d'articuler les sons : à la confusion dans les idées répond souvent un rire stupide. Quelquefois la voix est aiguë , le malade fait entendre des vociférations par intervalles. D'autres fois il y a aphonie.

Ces symptômes se remarquent surtout dans les ataxiques intermittentes. L'analyse d'une observation d'un cas de cette nature , que je dois à mon Oncle , peut trouver place ici.

Une fille de Poinchy , âgée de vingt-quatre ans , d'apparence robuste , et du tempérament lymphatico-sanguin, était bien réglée , et avoit eu pendant l'hiver de l'an 9 quelques aphtes sur la langue , accompagnés de symptômes gastriques : les uns et les autres disparurent sans traitement. Elle eut ensuite à la poitrine des dartres, qu'un topique irritant dissipa. Ce fut dans le même temps, le premier floréal an dix , qu'elle traversa une rivière : dès le lendemain elle fut enrouée. Le troisième jour elle fut prise d'un frisson suivi de fièvre. Le cinquième, sixième et septième jours , retour de la fièvre , qui devenait chaque jour plus intense : peau sèche , brûlante , face vultueuse , pouls plein. On fit une saignée. Après une heure , retour d'un accès plus fort que les précédens; serrement violent de la poitrine , de la gorge , et extinction complète de la voix. On crut trouver la cause de l'aphonie dans la répercussion des dartres. On fit appliquer un vésicatoire sur l'endroit qu'elles avaient occupé. Quatre heures s'étaient à peine écoulées que la parole revint.

Le 8, nouvel accès à la même heure que la veille , et aphonie qui cessa encore avec la fièvre. Pour cette fois il s'y était joint de la difficulté d'uriner, un tres-saillement douloureux à la région précordiale et le cortège des symptômes gastriques. Un émétique administré procura des vomissemens copieux qui parurent soulager.

Le 9, retour de l'accès, aphonie, resserrement à la poitrine et surtout à la gorge ; douleur vive à l'utérus, soubressaut de tendons, le pouls était faible : potion antispasmodique : les accès continuèrent à revenir. Après le 12, on mit la malade à l'usage du quina, qui supprima la fièvre, et avec elle l'aphonie (1).

Actuellement encore, une peur, une affection pénible de l'ame causent quelquefois à cette fille une extinction de voix qui dure vingt-huit ou trente heures. Comme, à cela près, sa santé est bonne, elle n'use plus d'aucun remède.

CLASSE DEUXIÈME. *Phlegmasies.*

Dans le catarrhe pulmonaire il y a enrouement, c'est-à-dire que la voix est rauque et discordante. Quelquefois elle est très-affaiblie et même éteinte, comme l'atteste R. Gulmann (2). Il parle d'une fille de dix-sept ans, qui était attaquée depuis quelque jours de catarrhe, et obligée de garder la chambre. Un jour que le temps avait cessé d'être pluvieux, et lui avait amené des visites, elle s'apperçut avec surprise, au milieu de la conversation, que la parole lui manquait. Il fut mandé sur-

---

(1) Il ne faut donc pas prendre à la rigueur cette sentence du médecin de Cos : *Si quis in febre fandi sit impotens : malo est loco.*

(2) *Nova acta naturae curiosorum.* Ann. 2, obs. 67.

le-champ, trouva naturel le pouls de la malade : il ordonna du thé et une potion diaphorétique. Le lendemain
la voix était revenue.

L'altération de la voix, toujours marquée dans l'angine tonsillaire, est en raison de l'intensité de la maladie. Dans le croup, le timbre de la voix est ordinairement aigu et glapissant, semblable aux cris d'un jeune
coq, ou comme s'il sortait d'un tuyau d'airain. Cependant il peut être rauque, et ne ressembler au cri du coq
que dans les instans où le malade tousse ou pleure (1).

La dysenterie, suivant la remarque du professeur
Percy, change la voix en l'affaiblissant plus qu'aucune
autre maladie. Ceci doit s'entendre surtout de celle qui
se complique d'adynamie.

Le prélude de la phrénésie s'annonce par une loquacité insolite, quelquefois par des saillies de gaîté. Souvent dans son état le malade est furieux, il pousse des
cris fréquens, ses paroles sont mal articulées, sa voix
devient très-éclatante. D'autres fois il y a un délire taciturne (2).

La faiblesse de la voix dans la pleurésie, la répugnance que témoignent les malades à parler, tiennent
à la gêne de la respiration, et n'ont point leur siége
dans les organes vocaux.

----

(1) Voyez *du Croup aigu*, par Schwilguié.

(2) C'est sans doute au délire phrénétique que peut surtout s'appliquer la sentence 79e de Leroy : « Une imagina-
» tion plus vive que dans l'état naturel, la loquacité, la
» parole précipitée, le regard vif, des yeux brillans annon-
» cent déjà un commencement de délire ».

Dans la péritonite à la suite des couches, ou fiè-vre puerpérale, la voix change à un tel point, qu'un observateur attentif pourrait d'une chambre à l'autre, deviner, sans voir la malade, la nature de sa maladie : c'est un cri aigu et flûté.

On conçoit que dans la péripneumonie, l'organe prin-cipal de la respiration étant affecté, la voix doit éprou-ver des altérations relatives à la violence et à l'espèce de sa lésion. Le râle et la mussitation (1) sont ici des symptômes du plus funeste présage. « Le râlement in-dique l'agonie : il est accompagné de tous les signes d'une mort instante (2) ».

Le rhumatisme peut se fixer sur les muscles du pha-rynx et du larynx, et apporter des changemens dans la voix, quelquefois même en produire l'extinction. Le fait suivant n'en est-il pas une preuve ? Un homme de soixante ans, bilieux, et parlant habituellement à haute voix, sujet à la strangurie, à la goutte, et à un flux hémorroïdal, n'avait point ressenti pendant l'hiver une affection rhumatisante de la gorge, à laquelle il était sujet dans cette saison, et qui s'accompagnait toujours d'une abondante excrétion. Il s'apperçut, au commen-cement de mai, que sa voix était altérée, sa respira-tion gênée, et il se plaignit en même temps d'un sen-timent de constriction au larynx. Cette douleur le sai-

____

(1) La mussitation est l'action de la langue et des lèvres pour articuler des lettres, laquelle n'est point accompagnée de l'émission de la voix, ou bien elle y est si faible qu'elle ne peut être entendue. Elle précède l'aphonie complète.

(2) Leroy, *du Pronostic dans les maladies aiguës.*

9

sissait tout à coup, et le quittait de même. L'attaque avec aphonie ne durait guères que deux minutes. Les retours avaient communément lieu dans la nuit vers les sept heures: durant le jour ils étaient excités par le bâillement, l'éternuement et la toux; et toujours il les rappelait en buvant du vin: l'usage de l'eau, des émulsions, et du petit-lait n'en était pas suivi. Tel était l'état du malade, lorsqu'il appela Morgagni. Examinés en detail, la tête, la poitrine et l'abdomen parurent, ainsi que le pouls, dans l'état naturel. Les amygdales, et leur voisinage semblèrent légèrement enflammés : l'expectoration était abondante, d'un goût acide : en la favorisant au moyen du sucre d'orge, on éloignait les accès. Le médecin clairvoyant attribua cette incommodité à l'exaltation de la sensibilité de la muqueuse laryngée, partagée par les muscles et les nerfs du larynx, laquelle avait ramené l'état légèrement inflammatoire qui existait. Il évacua les premières voies, tira un peu de sang du coude, puis du siége qui était la voie de décharge ordinaire ; et au bout de quelques jours de l'usage des adoucissans et des délayans, les nuits se passaient sans le retour de l'aphonie, et les accès en devinrent plus rares pendant le jour. Il conseilla alors un petit voyage duquel le malade se trouva bien : il put bientôt supporter le vin trempé d'eau; en cinquante jours il avait entièrement recouvré la voix, et il fut totalement débarrassé de cette affection incommode (1).

Les observateurs ont quelquefois remarqué l'aphonie

____

(1) J. B. Morgagny, *de Sedibus et Causis Morborum.* Epist. anat. medic. XIV, art. XXXVII.

dans la petite-vérole. Tel était le cas rapporté dans les Ephémérides des Curieux de la nature, par Schubert (1). Tel fut encore celui de la petite fille dont Fabrice de Hilden nous a conservé l'histoire (2). « Une épidémie varioleuse, très-meurtrière, régna à Bâle en 1616. La fille de J. Meyveiser en fut attaquée avec les symptômes les plus intenses. Le quatrième jour elle perdit la voix et ne pouvait articuler, ni même rendre aucun son. Appelé en consultation, Fabrice ne reconnut aucune affection de la langue, ni des autres parties de la bouche, et en conclut que la maladie avait son siége dans les nerfs. Il ordonna des purgatifs, fit appliquer sur le trajet des nerfs pneumo-gastriques des sachets de plantes aromatiques contuses; et prescrivit des onctions sur le cou avec les eaux distillées de sauge, de lavande, etc. Peu de temps après l'usage de ces remèdes elle recouvra la parole.

CLASSE TROISIÈME. *Hémorragies.*

Les divers dérangemens de la voix, et son extinction même, peuvent dépendre de la suppression de quelques hémorragies habituelles. M. Portal en a rencontré plusieurs qui tenaient à cette cause. Dans ces cas les saignées employées promptement et les remèdes rafraîchissans ont toujours obtenu du succès.

---

(1) *Miscellanea Medico-Physica Academiae nat. curios.* t. et ann. 2, obs. 201.

(2) *Hildani,* cent. 6, obs. 14.

CLASSE QUATRIÈME. *Névroses.*

L'aliénation mentale fait subir à la voix d'infinies modifications, et le trouble qu'elle porte dans les idées, se marque dans les paroles et les discours de l'insensé. J'ai pu me convaincre, en visitant, avec le docteur Esquirol (1), les loges de l'hospice de la Salpêtrière, que la voix variait en raison des espèces de la maladie, et j'ai vu que chaque individu prend assez bien le ton de voix convenable à l'état dans lequel il se trouve.

Dans la mélancolie, la voix est sourde et basse; les paroles sont rares, et ce ne sont le plus souvent que des monosyllabes. Si le mélancolique vous entretient, ses discours ont une teinte sombre, et fréquemment ils sont interrompus par de longs gémissemens.

La voix du maniaque furieux est éclatante; elle devient parfois terrible; ses discours sont entrecoupés de vociférations effrayantes.

La manie avec délire, tantôt s'exhale en bons mots, en propos incohérens, pleins de pétulance et de déraison. « Tantôt, dit M. le prof. Pinel (2), c'est la bouffissure d'un orgueil gigantesque qui ne se berce que de l'appareil pompeux des dignités et des grandeurs ». Quelquefois le malade délire sur un grand nombre d'objets; il déclame et vocifère continuellement.

____

(1) C'est, après le professeur Pinel, un des médecins de Paris qui s'occupe avec le plus de succès du traitement de l'aliénation mentale.

(2) *Traité Médico-Philosoph. de l'aliénation mentale*, par Ph. Pinel.

Dans la manie érotique on voit souvent le malade garder le plus profond silence ; quelquefois il babille sans cesse, et ne peut tarir sur l'objet de sa passion. Les pleurs coulent facilement et abondamment chez ces individus.

Dans la manie religieuse la voix est adoucie, traînante, le langage a beaucoup d'onction, les paroles sont mielleuses : c'est ce qu'offre bien la *mère-abbesse* de la Salpétrière.

L'homme en démence s'emporte pour des riens ; il babille ou criaille sans cesse ; quelquefois il gronde et menace sans motifs : très-facile à se mettre en colère, il s'appaise aussi facilement. Les élans de ses passions sont aussi passagers que rapides.

Les Crétins du Valais, qui sont des idiots au dernier degré, et ont encore, pour surcroît d'infirmités, de volumineux goîtres, parviennent lentement et très-difficilement à prononcer. Ils sont en général bornés à articuler des voyelles sans consonne. La nullité des facultés affectives est toujours réunie chez eux à l'absence des facultés intellectuelles (1).

Il n'est pas rare d'observer des altérations de la voix dans les accès de l'hystérie. Tantôt c'est une mutité, d'autres fois la voix change de timbre et devient méconnaissable. Qu'il me soit permis de citer à cette occasion la courte histoire d'une modification singulière de la voix. On connaît à la Corogne, ville de Galice, une fille de quarante-cinq ans, couturière, douée d'une imagination vive, d'une extrême sensibilité, et sujette à des accès

------

(1) *Traité du Goître et du Crétinisme*, par Fodéré.

hystériques. Des pratiques de dévotion, des terreurs religieuses avaient un peu aliéné son faible esprit, et l'avaient portée à beaucoup d'actes d'extravagance ; des prêtres exorcistes sont venus renforcer ses sombres dispositions, et de-là une sorte de manie : la voix est la fonction qui a le plus souffert dans cette affection. Pendant les accès, qui reviennent tous les jours au coucher du soleil et qui durent jusqu'au lendemain, elle ne fait entendre, au lieu de la parole, qu'un cri parfaitement semblable à l'aboiement d'un chien (1). Joseph de Aromatariis de Venise cite un cas semblable ; il dit de la malade : *voces modo caninas, modo lupinas habebat.*

L'épilepsie annonce quelquefois ses accès par un cri violent que pousse le malade, et dont il perd ensuite l'idée. Méad raconte qu'un épileptique habitant sur le bord de la Tamise, avait des accès qui suivaient si exactement les vicissitudes des eaux de ce fleuve ; que leur flux ne manquait jamais d'amener le commencement de l'accès, et alors il perdait la voix et le sentiment jusqu'à ce que les eaux se fussent retirées (2).

L'hydrophobie imprime à la voix un caractère particulier de raucité. Quelques malades ont un délire taciturne, chez la plupart il est furieux et s'accompagne de cris perçans, de hurlemens affreux. Les sons que ren-

---

(1) Ce fait, ainsi que celui de M. Cuervo, m'ont été communiqués par M. Aguyard, jeune médecin estimable de l'Ecole de Paris, ex-professeur adjoint de chimie à l'université de Saint-Jacques en Galice, qui a vu les individus.

(2) Méad, *Imperium solis et lunae in corpora humana.*

dent ces malheureux ont été quelquefois comparés à l'a-
boiement des chiens et au hurlement des loups, ce qui a
fait désigner cette maladie sous les noms de *cynanthro-*
pie, lycanthropie.

La voix est constamment changée dans le tétanos.
Les auteurs qui ont écrit sur cette maladie sans l'avoir
vue, n'ont pu y faire attention, et par conséquent n'en
ont pas parlé. Zenone Bongiavanni remarque, dans son
Opuscule, qu'elle y est rauque, profonde et comme sépul-
rcale (1). Mais j'en appelle à une autorité d'un plus grand
poids, je vais laisser parler le moderne Paré (2). « La voix
» des tétaniques, dit le professeur Percy, est sibilleuse,
» en fausset. *(Personne, je crois, n'a eu plus d'occasion de*
voir, et n'a pu mieux que lui observer le tétanos trauma-
» *tique.)* Il m'a suffi souvent et presque toujours, de faire
» parler les blessés, pour reconnaître s'ils étaient menacés
» ou non du tétanos, tant cet accident change la voix dès
» son début, et même dès son incubation. Il est des

____

(1) *Voyez* ce mémoire imprimé en italien à Vérone.

(2) Quel autre a mieux mérité un tel nom que ce chef aussi
respectable que justement célèbre, qui fut toujours le défenseur
intrépide de la chirurgie militaire dont il est la gloire? Il fut,
dans la dernière guerre, le soutien, le père de tous les chirurgiens qui servirent avec lui, et le consolateur des défen-
seurs de la patrie. A la paix, la France et l'Allemagne se
sont disputé l'avantage honorable de lui marquer leur reconnaissance; celle-là l'appelait à l'Institut national, etc., pendant que, de son côté, l'archiduc Charles lui décernait une
médaille glorieuse et le titre de Membre de l'Académie
Joséphine impériale de Vienne.

» tétaniques dont la voix devient méconnaissable. Elle
» s'élève de trois ou quatre notes , et souvent d'une
» octave , ou au moins d'une quinte. Après la guérison
» de ces blessés , la voix ne se rétablit presque jamais
» complètement.

« Il en est de même après certains accès très-longs de
» convulsions ».

Guillaume Monro , dans sa dissertation soutenue à
Edimbourg en 1783 (*de Tetano*) dit en en faisant la
description : » musculi quoque laryngis sæpé varié affi-
» ciuntur. Ligamenta ejusmodo adeò distrahuntur , ut
» ægrotus , et vocem et loquelam amittat et mala quibus
» infestetur , aliter quam suspiriis nequeat enuntiare ».

L'aphonie est la suite nécessaire de la paralysie
des muscles du larynx ou de la langue; aussi elle accompagne les hémiplégies , et précède ou suit quelquefois les attaques d'apoplexie: l'embarras de la langue ,
le bégaiement accidentel et réitéré , et la perte momen-
tanée de la parole en sont des symptômes précurseurs
de la plus grande valeur. M. Portal nous a laissé plusieurs exemples de ce cas. Ce serait ici le lieu de parler
des névroses des organes vocaux; mais je remets cela à
la fin de cet article.

Il est d'observation que dans l'imminence des accès
de goutte , la parole est prompte, qu'il y a communément loquacité avec surcroît de mémoire et d'esprit. Je
dois cette remarque, ainsi que beaucoup d'autres, à
M. le professeur Percy , qui a eu la bonté de me communiquer ses idées sur le sujet que je traite. Il reconnut
un jour à son babil , cette maladie chez une dame qu'il
voyait en société.

J'ai parlé des effets de l'ivresse, par excès de liqueurs
alcooliques, sur la voix ; les mêmes à peu près sont produits par les narcotiques. Galien dit avoir vu une mutité suite d'une injection d'opium dans l'oreille contre
l'otalgie. Au rapport de l'illustre Sauvages, on a vu,
dans les environs de Montpellier, des fripons qui faisaient boire du vin, dans lequel ils avaient fait infuser
des semences de pomme épineuse (*datura stramonium*) :
les individus devenaient muets, et ne pouvaient, pendant deux jours, rien répondre aux questions qu'on leur
faisait, quoiqu'ils fussent éveillés (1). Il a vu aussi la
mutité être la suite de l'usage intérieur des baies de
belladona (*atropa belladona*) et des racines de jus-
quiame (*hyosciamus niger*). Maintenant qu'on n'accorde
qu'à l'expérience l'avantage d'établir la vérité des as-
sertions d'Hippocrate, nous pouvons remarquer que quelques-uns de ses aphorismes sont défectueux, et en partie contraires à l'observation. Tel est celui-ci : « Si ebrius
» quispiam subitò obmutuerit, convulsus emoritur, nisi
» cum febris prehendat aut cùm ad horam pervenerit quâ
» crapulæ solvuntur, vocem recuperet » (2). Pour être généralement applicable, il n'est pas toujours vrai en tous
les points, car on a vu un homme dans l'âge mûr rester
dans un état d'ivresse avec aphonie pendant trois jours
et mourir le quatrième sans éprouver de convulsions (1).
Cette observation confirme la vérité de l'aphorisme,

---

(1) *Nosologia methodica*, cl. VI, p. 777.
(2) Aphorism. 5, sect. 5.
(3) *J. B. Morgagni*, lib. 1, Epist. anat. med. XIV,
art. 35.

quant aux fâcheux du pronostic, mais montre que les convulsions peuvent ne pas survenir.

CLASSE CINQUIÈME. *Maladies du système lymphatique.*

Tout le monde sait que la disparition intempestive, ou la rétropulsion des maladies cutanées chroniques peut donner naissance à une foule d'accidens. On ne les voit guères se porter sur les organes de la voix ; cela est cependant arrivé, et se conçoit aisément : il me suffira d'en fournir une preuve.

M. ***, curé d'une commune du département de l'Yonne, jouissant d'une bonne santé, avait depuis long-temps une dartre qui ne l'incommodait guères. Retiré à Autun, sa patrie, dans le temps orageux de la révolution, il y fut incarcéré. Dès la nuit suivante il eut une aphonie qui lui dura trois ans, pendant lesquels la dartre avait disparu. Libre, et de retour à M. ***, dans des temps plus paisibles, il a consulté à Tonnerre M. Carre, son ami. Des bains, un vésicatoire, sont les principaux moyens auxquels il a dû sa guérison complète. Il parle et chante maintenant aussi bien qu'autrefois.

L'engorgement des glandes du larynx et du poumon peut altérer considérablement la voix chez les scrophuleux. On la voit quelquefois devenir rauque et très-basse, finir même par s'éteindre. Il n'est pas rare que le gonflement des glandes du cou qui avoisinent le larynx, soit porté assez loin dans ces sujets pour la comprimer et troubler ses fonctions.

Dès son premier degré la phthisie altère sensiblement la voix. Un phthisique pourrait, le plus souvent , se reconnaître à la voix, qu'il a plus grave que ne le comporte sa force et son corps. Lorsque, par le progrès de la maladie, le poumon a été en grande partie détruit, la voix est très-faible.

Le commencement de la phthisie laryngée s'accompagne d'une altération de la voix, qui devient rauque, ou plus aiguë qu'elle n'était; peu à peu elle diminue, et toujours elle s'éteint entièrement vers la fin. Remarquons en passant, que si la phthisie laryngée et la trachéale ont beaucoup de symptômes communs, l'aphonie est particulière à la première espèce. A la phthisie, doivent se rapporter quelques changemens dans la voix, qui ne sont point accompagnés d'altération dans le larynx. Ils paraissent dépendre de l'irritation de quelques rameaux de la dixième paire (huitième des anciens), laquelle est excitée en eux, soit par les congestions du poumon, soit par les affections morbifiques des organes du voisinage auxquels ils se distribuent. Mad. Saillant éprouva une extrême difficulté d'avaler; bientôt changement de la voix, qui était tantôt très-aiguë et tantôt très-grave, puis extinction totale, avec fièvre des plus aiguës qui fit croire à une esquinancie. On la traita sans succès. A la mort on trouva les organes de la déglutition et de la voix dans l'état naturel, et une grande inflammation dans cette portion du péricarde qui reçoit de nombreuses branches des laryngés inférieurs. Dans d'autres cas on a trouvé des abscès ou des loupes dans la substance des poumons (1).

---

(1) *Voyez* Portal, *Mémoires de l'Acad. des Sciences*, ann. 1780.

L'aphonie ou la mutité peut figurer au nombre des symptômes multipliés que cause la présence des vers. A. E. Buchner nous a laissé une observation qui le confirme, et que je vais traduire en l'abrégeant. Il régna en mars 1726, dans nos contrées, une fièvre catarrhale épidémique d'un bon caractère. Un enfant de dix ans qui en avait été attaqué, se trouva mieux au huitième jour ; alors disparurent les accidens concomitans, à la suite d'une sueur abondante : il lui resta de l'anorexie et de la répugnance pour les alimens : j'eus recours pour les combattre, aux toniques, à l'usage du vin, mais sans succès. L'anorexie continuait, le malade maigrissait de jour en jour, et avait une insomnie continuelle. Il éprouvait des torsions vers la région de l'estomac ; fréquemment il rendait des vents, et faisait pour vomir des efforts déchirans, qui, à la fin n'évacuaient plus que quelques cuillerées d'une sérosité jaune et amère. Ces symptômes, rapprochés du récit des parens, qui avaient remarqué des parcelles de vers dans les excrémens du malade, me firent attribuer à ces animalcules les accidens que j'observais. J'administrai en conséquence en mixture, l'essence de tanaisie, d'absinthe, et de racine d'aristoloche avec de la bière tiède. A peine l'enfant en avait-il pris deux doses que tous les symptômes s'exaspérèrent ; il tomba à terre comme assommé, et après avoir bégayé quelques paroles il perdit totalement la voix, en conservant cependant l'usage des sens internes et externes. Ne pouvant plus articuler aucun son, il indiquait avec les mains placées sur l'abdomen et par de profonds soupirs, ses angoisses et ses cruelles douleurs d'entrailles. Deux heures s'étaient passées dans cet état, lorsque je lui fis prendre une potion analeptique édulcorée avec le sirop de canelle. Dès qu'il en eut pris quelques cuillerées, son état s'améliora beaucoup : tous les symptômes fâcheux cessèrent ; il recouvra la parole et ses forces. Il racontait alors que dans ses accès il éprouvait dans les intestins des douleurs de lacération cruelles ; et qu'il lui semblait qu'un poids énorme tombant sur sa poitrine empêchait sa respiration (*Es wære ihm gewesen, als ob ein schwerer Stein auf seine Brust herabgefallen, und ihm auf einmal Athem und rede benommen hœtte*). Après un quart-d'heure de tranquillité il ressentit de violentes coliques et une envie pressante d'aller : il rendit une matière mucilagino-séreuse, sanguinolente, et fut un peu soulagé. Continuation de la diarrhée toute la nuit : les selles étaient de moins en moins abondantes. L'aphonie revenait toutes les deux heures et durait une demi-heure : l'usage de la potion la faisait disparaitre. A cinq heures du matin l'enfant vomit un ver lombric très-gros, et d'une coudée et demie (1). Cet ennemi expulsé, on donna quelquefois encore un bol anthelmintique, auquel on substitua les stomachiques, et le malade fut rendu à sa première santé (2).

De quelques maladies de la voix.

La voix étant produite par des muscles à contraction volontaire, ses organes devaient partager les affections morbifiques des autres muscles locomoteurs. Ici le raisonnement et l'expérience sont d'accord. L'observation

---

(1) Cela me paroît exagéré, ou bien les lombrics d'alors étaient plus grands que ceux de nos jours.

(2) *Nova acta nat. curios. A. El. Buchneri*, obs. 62.

(142)

des praticiens est venue confirmer ce que l'analogie avait
fait entrevoir aux physiologistes : j'emprunterai pour le
prouver quelques faits de M. Portal, qui s'est occupé en particulier de ces maladies (1). Les espèces qu'on remarque
le plus fréquemment, sont la convulsion des muscles du
larynx et leur paralysie.

ESPÈCE PREMIÈRE.

Convulsion des muscles du larynx.

En 1779 , une femme de Marly-la-Ville, âgée de
quarante-trois ans, très-maigre, d'un tempérament vif et
très-irritable, me fut adressée pour lui donner mon avis
sur un accident survenu à sa voix ; il était tel, que cette
femme ne pouvait parler à volonté. Elle faisait des efforts
inutiles pendant quelques minutes pour trouver la parole ; mais ayant une fois commencé à parler elle ne pouvait se taire que très-difficilement : souvent elle parlait et
rendait les sons les plus extraordinaires sans le vouloir ; et
presque toujours, lorsqu'elle était profondément occupée
de quelqu'idée, il lui était impossible de ne pas l'exprimer
par la parole ; mais dans ce cas, au lieu des sons en quelque
sorte monotones qui forment le ton naturel de la conversation, elle n'en rendait que de très-discordans, passant
du plus aigu au plus grave, avec plus ou moins de précipi-
tation, souvent avec des sons intermédiaires plus ou moins
continus, ce qui faisait que sa voix ressemblait tantôt à
celle d'un chien qui aboye, tantôt à celle d'un loup qui
hurle. On imagina dans son village qu'elle était frappée

---

(1) Voy. les *Mémoires de l'Académie des Sciences*, et
de *la Société médicale d'Émulation* pour l'an **5**.

de sortilège ; et soit pour cette raison, soit parce qu'elle rendait quelquefois involontairement de pareils sons dans l'église, le vicaire de la paroisse crut devoir lui en interdire l'entrée. Cette femme désolée vint me consulter : arrivée chez moi elle ne put d'abord proférer un seul mot. Quelques instans après, ayant fait effort pour rompre le silence, elle commença à parler, mais d'une manière si étrange, haussant et baissant la voix si diversement et si rapidement, qu'elle rendait les sons les plus discordans. Durant cinq à six jours qu'elle passa à Paris, je la vis assez pour me convaincre qu'elle jouissait de toute sa raison, et qu'elle n'employait aucune fraude pour tromper. Je jugeai que cette maladie était l'effet d'une convulsion des muscles de la voix et de la parole, et je donnai une consultation dans laquelle je prescrivis un long usage de boissons rafraîchissantes et relâchantes, des bains, des bols, et quelques potions antispasmodiques. Ce traitement fut rigoureusement suivi pendant plusieurs mois : la voix devint moins irrégulière, et elle finit par revenir entièrement à son état naturel.

La femme de la Corogne dont j'ai parlé plus haut est à-peu-près dans le même cas.

ESPÈCE DEUXIÈME.

Paralysie des muscles du larynx.

Madame Robert, épouse du restaurateur au Palais du Tribunat, perdit en l'an 5, la voix presque subitement. Appelé trois jours après, j'appris qu'elle avait éprouvé deux ans auparavant, une paralysie complète de la moitié du corps après une couche, et qu'après le voyage de

Bourbonne et un traitement méthodique, elle avait entièrement recouvré la sensibilité et le mouvement des
membres paralysés. Elle avait son entière connaissance :
elle témoignait par gestes, et même elle écrivait qu'elle
entendait bien ce qu'on lui disait, mais qu'il lui était
impossible d'y répondre. Elle était cependant un peu
sourde ; son pouls était plein et dur, son visage un peu
rouge. Sans être dans l'assoupissement, madame Robert
était plutôt engourdie qu'irritée. On ne voyait aucune altération dans la bouche ni dans l'arrière-bouche : il n'y
avait au cou ni dureté, ni gonflement apparent, et la déglutition, quoiqu'un peu difficile, continuait d'avoir lieu.

Je regardai cette suppression de voix comme l'effet
d'une affection paralytique partielle des nerfs et des muscles qui concourent à sa formation. Je portai une main
sur le larynx de la malade, et j'appliquai la sienne sur la
partie extérieure de mon cou, afin de lui faire distinguer les
mouvemens de mon larynx lorsque je parlais, pour qu'elle
pût par imitation faire ceux que je voulais lui prescrire ;
mais la malade ne pouvait mouvoir facilement le larynx
que quand elle opérait le mouvement de la déglutition.

D'après toutes ces raisons, j'attribuai cette affection à
une extrême diminution dans la sensibilité et dans le
mouvement des muscles ; mais le pouls plein demandait
qu'on diminuât la pression exercée sur les nerfs par le
sang. J'ordonnai une saignée du pied, et l'application
d'un collier de sangsues, qui procurèrent une détente sensible. Vingt grains d'ipécacuanha furent ensuite donnés
pour déterminer la contraction des muscles de la gorge et
de ceux du larynx : on en obtint du succès. Le sixième
jour au matin, après quelques heures de sommeil et une

nuit tranquille, la malade commença d'émettre des sons obscurs, non modifiés, mais assez forts pour être entendus dans la chambre : elle témoigna autant de satisfaction d'entendre qu'elle produisait des sons, que d'impatience de ne pouvoir articuler quelques paroles pour nous transmettre ses idées. L'ipécacuanha fut réitéré, et le lendemain on administra un purgatif pour exciter de l'irritation dans les muscles abdominaux, et réveiller la sensibilité des nerfs, des intestins, dans l'espoir que, par leur communication avec tant de plexus, on parviendrait à dégager de plus en plus les organes de la voix, et peut-être l'origine des nerfs.

Les sons que la malade rendait acquirent en peu de jours plus de netteté : elle prononça distinctement les voyelles dans l'ordre suivant; *a, o, e, i, u*. Elle put bientôt joindre ces voyelles à de certaines consonnes plus facilement qu'à d'autres ; mais ce retour fut si prompt que je ne pus bien saisir l'ordre dans lequel la malade parvint à prononcer toutes les lettres, et à les réunir les unes avec les autres pour former des mots. Le traitement fut terminé par l'usage des eaux de Balaruc, prises à un ou deux verres seulement tous les matins pendant une quinzaine de jours. Elle a continué de parler très-distinctement.

Je crois devoir placer ici une observation recueillie à l'hospice de l'école-pratique sous M. le prof. Dubois (1).

---

(1) Cette observation est très-incomplète quant à l'historique, parce que n'ayant vu la malade qu'à son entrée à l'hospice, je n'ai pu obtenir d'elle de renseignemens bien positifs sur ce qui avait précédé, et je ne les donne que pour ce qu'ils

Rosière, fille âgée de vingt-quatre ans, née à Daulincourt,
département de la Haute - Marne , d'un tempérament
robuste , réglée à dix-huit ans, s'était toujours bien portée;
Il y a cinq ans qu'elle entra dans l'eau pour y mettre rouir
du chanvre , et y resta une heure (alors elle se trouvait dans
une époque critique) : elle n'éprouva pas d'autres accidens,
après en être sortie , qu'une suppression. Le troisième jour
un violent mal de tête la retint au lit , et s'accompagna
bientôt d'une fièvre forte. Aucun moyen médicamenteux
ne fut employé pour y remédier ; pendant huit jours ensuite
les accès revinrent précédés toujours d'un frisson très-long.
Un jour qu'elle était au fort de l'accès , que sa bouche et
sa gorge étaient brûlantes , elle se leva dans un mouvement
d'impatience, et but près d'une bouteille d'eau froide.
Presqu'aussitôt elle ne put plus que balbutier , et au bout
de trois jours de cet état elle perdit totalement la parole ,
et depuis elle n'en avait proféré aucune. Les règles repa-
rurent dans la suite, mais ne revinrent pas aux périodes
accoutumées. Elle entra à l'hospice clinique de perfectionnement en nivôse an 11. M. le prof. Dubois l'examina
à sa visite et la trouva bien portante ; elle avait bon appétit
et jouissait d'un sommeil tranquille. Il fit remarquer lorsque la malade tirait sa langue que sur ses bords on voyait
l'empreinte des dents. Elle pouvait rire et semblait alors
aspirer fortement.

Le 3 nivôse on lui appliqua huit sangsues à la vulve.

---

valent. Mais nous avons vu cette fille muette , et nous avons
eu la satisfaction de voir ensuite le succès couronner le traitement raisonné et hardi entrepris par le professeur Dubois.
C'est à ce titre que ce fait méritait d'être publié.

Le 5, administration d'un vomitif.

Le 7, on appliqua deux moxas aux épaules et un à la partie postérieure du cou. Ils eurent un effet marqué. La malade fit entendre une sorte de son vocal : elle écrivit qu'elle avait envie de parler, et jeta quelques cris.

Le 18, application d'un moxa au côté gauche du cou ; la voix a été retrouvée pour prononcer *papa*, *maman*, etc. Dès-lors elle a continué à parler comme avant son accident. M. Jadelot, médecin de l'hospice des enfans malades de Paris, m'a dit avoir guéri avec le galvanisme une aphonie due à la paralysie de la langue.

ESPÈCE TROISIÈME.

L'obésité promptement accrue, si elle coïncide avec quelqu'effort de l'organe vocal, peut causer une diminution notable dans l'étendue de la voix. Voici le cas qui le prouve : il a été remarqué par M. Portal.

Une célèbre cantatrice du théâtre italien, dont la voix avait une très-grande étendue, éprouva un changement tel dans la voix, qu'elle baissa de plusieurs tons et qu'elle perdit aussi beaucoup de son intensité. Elle fit inutilement usage de plusieurs remèdes pendant long-temps. Désolée, et désespérant de recouvrer cette voix qui lui avait procuré tant d'applaudissemens, et qui d'ailleurs lui donnait un état utile, elle me consulta. Elle me dit qu'avant d'éprouver cette affection de la voix elle pouvait la porter jusqu'au *sol*, première note de la quatrième gamme, et que dans le moment actuel elle n'allait tout au plus qu'au *la* de la troisième gamme, qu'ainsi sa voix avait baissé de cinq à six tons. Fort embarrassé, je fis diverses

questions sur ce changement de voix. La malade me
répondit qu'il s'était opéré dans l'espace d'environ deux
mois, et que depuis elle avait éprouvé un baissement
manifeste qui avait augmenté graduellement. La malade
avait toujours eu de l'embonpoint, mais elle était en-
graissée depuis plusieurs mois. Avec ces notions j'en pris
d'autres sur l'exercice des fonctions sexuelles qui me firent
juger qu'elle était dans un état de pléthore. J'engageai la
malade à rendre devant moi les divers tons de la gamme
distinctement et lentement en commençant par le ton le
plus bas et en finissant par le plus haut auquel elle pourrait
monter. Pendant cet exercice vocal bien nouveau pour moi,
je considérais les mouvemens du larynx en haut et en avant
dans les sons aigus, en bas et en arrière dans les sons
graves. Ces mouvemens me parurent à la vue et au tact
sensiblement gênées, mais la malade me le confirmait
bien mieux ; elle entrait dans une espèce de dépit, et elle
faisait des efforts inutiles lorsqu'elle voulait porter sa voix
aux tons aigus qu'elle avait perdus : un obstacle s'opposait
à toute ascension ultérieure. Partant de ces instructions, je
crus que si je pouvais rendre les mouvemens du larynx
plus faciles et plus grands, soit en détruisant la cause qui
émoussait l'irritabilité de ses muscles, soit en dégorgeant
la membrane qui revêt la cavité du larynx et ses ligamens,
je crus, dis-je, que je parviendrais à rendre la portion
de voix perdue, si l'effet des médicamens pouvait être
secondé d'un temps plus chaud et plus sec. Je fis part à
la malade de mes conjectures, de la longueur du traitement, qui devait être douloureux, etc. Elle se détermina
à le subir. Voici ce que je prescrivis : 1°. les sangsues ;
2°. un grand vésicatoire à la partie inférieure du cou

pour dégorger les parties voisines ; augmenter l'irritabilité des muscles vocaux et exciter une légère fébricule qui faciliterait l'amaigrissement et le dégorgement des organes de la voix ; 3°. l'usage des apozêmes altérans rendus purgatifs ; 4°. ensuite les sucs antiscorbutiques , des pilules avec la poudre de scille , la graine de moutarde , etc. 5°. enfin un régime presque végétal , même le café; abstinence du laitage et de tous les incrassans.

La malade suivit ce traitement avec une sévère exactitude pendant plus de six mois : mais avant ce temps elle en obtenait déjà du succès. Elle faisait de fréquens essais de sa voix et surtout lors de mes visites , la mettant à l'unisson du forté - piano , en la haussant ou la baissant note par note successivement. Après environ deux mois de traitement non-interrompu , la malade s'apperçut que sa voix avait gagné un ton ou deux , mais seulement dans certains instans de la journée. Elle fut long-temps contrariée de ne pouvoir me les faire entendre n'ayant plus cette étendue lorsque j'allais chez elle : mais après une quinzaine de jours elle en jouit constamment, et elle ne manquait pas de m'en couvaincre. Des tons plus aigus se joignaient successivement aux autres ; et enfin , après un traitement de plus de six mois , la cantatrice finit par recouvrer sa voix dans toute son étendue. Elle a reparu au théâtre italien avec la même distinction qu'auparavant.

Ici se termine ce que j'avais à dire sur la voix et la parole. Puisse-t-on ne pas trouver que j'ai été déjà trop long : dans le cas où cela arriverait , je m'en consolerai si on m'a bien compris. « La clarté , la précision , la simplicité et la méthode, voilà, dit Grégory (1), ce qu'exigent particulièrement les ouvrages de médecine en fait de style ». Si mon opuscule avait rempli ces conditions, j'aurais atteint mon but.

PROPOSITIONS.

HYGIÈNE.

L'exercice modéré de la parole et du chant, utile à l'entretien de la santé, peut prévenir certaines maladies, et il contribue puissamment au rétablissement des malades, dans quelques convalescences des femmes surtout, chez lesquelles il tient lieu des autres exercices du corps.

CHIRURGIE.

Quand des corps étrangers se sont engagés dans le larynx, ou la trachée-artère, et que la suffocation est imminente, il y aurait de la témérité à recourir aux sternutatoires et aux vomitifs. Le seul secours sur l'efficacité duquel on puisse compter alors, c'est la laryngotomie, ou la trachéotomie.

ACCOUCHEMENS.

Lorsque dans les accouchemens prématurés ou à terme, naturels ou laborieux, la sortie du placenta adhérent ne

---

(1) Voy. *Discours sur les devoirs et les qualités du Médecin*, par Grégory.

peut avoir lieu après l'expulsion du fœtus , c'est exposer la malade au plus grand danger que de s'obstiner à l'arracher. Dans ces cas , si aucun accident grave ne commande la délivrance , un accoucheur prudent l'abandonnera avec sécurité aux soins de la nature.

MÉDECINE PRATIQUE.

Le catarrhe pulmonaire ou la fausse péripneumonie (suivant quelques auteurs) ne peut être confondu avec la péripneumonie. C'est une toute autre maladie qu'isole bien la différence de ses symptômes , de son pronostic , et de sa terminaison. Elles ne diffèrent pas moins l'une de l'autre sous le rapport du traitement qui leur convient.

F I N.

ERRATA.

Page 28, *ligne* 28 : Vezog, *lisez*, Verzog.
—— 34, —— 18 : tubea érien, *lisez*, tube aérien.
—— 38, —— 9 : Montagnot, *lisez*, Montagnat.
—— id., —— 30 : rejecimus, *lisez*, rejicimus.
—— 40, —— 25 : èvres, *lisez*, lèvres.
—— 102, —— 26 : discusion, *lisez*, discussion.
—— 108, —— 29 : Tour, *lisez*, Tours.
—— 124, —— 11 : Romignière, *lisez*, Romiguière.
—— 127, —— 7 : soubressaut, *lisez*, soubresauts.

BIBLIOTHEQUE NATIONALE DE FRANCE
3 7531 01979268 9